Ern, Guido
    Alergias : síntomas, riesgos y terapias / Guido Ern ; traducción Camilo Gómez von Rodeck.-- Editora Mireya Fonseca. -- Bogotá : Panamericana Editorial, 2015.
    200 páginas : ilustraciones ; 23 cm.
    Título original : Der Allergien- Ratgeber.
    ISBN 978-958-30-5021-3
    1. Alergia 2. Alergia - Clasificación 3. Alergia - Tratamiento 4. Alergia - Diagnóstico I. Gómez von Rodeck, Camilo, traductor II. Fonseca Leal, Raquel Mireya, editora III. Tít.
616.97 cd 21 ed.
A1499023

        CEP-Banco de la República-Biblioteca Luis Ángel Arango

Dr. Guido Ern
Dr. Ralf D. Fischbach

Alergias
Síntomas, riesgos y terapias

PANAMERICANA
EDITORIAL
Colombia • México • Perú

Fotografías interiores:

Alena Ozerova 32, Alex Avdeev 40, Alfred Wekelo 110, Claudia Calcagno 23, Dimitrije Paunovic 52, Eric Isselée 125, Fatman73 160, Ferdl 24, jeancliclac 27, foto.fred 55, fotografiche.eu 14, 44, 129, 184, indi 18, Iryna Shpulak 145, Julia Shilova 29, Kritian Sekalic 20, mc0676 96, monregard 117, Nina Hoff 81, Norman Pogson 51, Olga Solovei 57, Peter Scerer 187, R.L., Rob Byron 71, Sven Baehren 121, Swetlana Wall 38, Tony Mahadevan 48, Trevor Allen 30, Viktoriia Kulish 84.

Primera edición en Panamericana Editorial Ltda., enero de 2016
Título original: *Der Allergien-Ratgeber*
© 2008 Schlütersche Verlagsgesellschaft mbH & CO. KG- Humboldt
© 2015 Panamericana Editorial Ltda., de la versión en español
Calle 12 No. 34-30. Tel. (57 1) 3649000
Fax (57 1) 2373805
www.panamericanaeditorial.com
Bogotá D. C., Colombia

Editor
Panamericana Editorial Ltda.
Edición
Mireya Fonseca Leal
Traducción del alemán
Camilo Gómez von Rodeck
Diagramación
Diego Martínez Celis
Foto de carátula
© coldwaterman, © mskphotolife,
© Romolo Tavani - Fotolia.com

ISBN: 978-958-30-5021-3

Prohibida su reproducción total o parcial
por cualquier medio sin permiso del Editor.

Impreso por Panamericana Formas e Impresos S. A.
Calle 65 No. 95-28. Tels. (57 1) 4302110-4300355.
Fax (57 1) 2763008
Bogotá D. C., Colombia
Quien solo actúa como impresor
Impreso en Colombia - *Printed in Colombia*

CONTENIDO

Prólogo 11
Información básica sobre las alergias
   Historia de las alergias 13
      El comienzo de la investigación sobre las alergias 14
      Clasificación de las alergias 15
   ¿Qué es una alergia? 15
      ¿Qué no es una alergia? 17
      La reacción alérgica 18
      ¿Herencia o no? 19
      Las manifestaciones 20
      Posibles complicaciones 21
      El pronóstico 22
      ¿Qué son los alérgenos? 23
      El desarrollo de una alergia 25
   ¿Las alergias se pueden tratar? 26
   ¿Por qué aumentan las alergias? 26
      Las estadísticas 27
      Las causas 28
   Alergias en los niños 29
      La predisposición familiar 30
      Una teoría: toxinas del medio ambiente 31
      Niños y adolescentes 33
      El desarrollo con el crecimiento 34
      La terapia para niños alérgicos 35

El sistema inmunológico y la reacción alérgica
  Psiquis y alergias 37
  El desarrollo de la reacción alérgica 37
    El primer contacto con el alérgeno 38
    La histamina, sustancia mensajera 38
    Las reacciones y molestias 39
  Inmunoglobulinas y sus funciones 40
    Inmunoglobulina G (IgG) 40
    Inmunoglobulina A (IgA) 41
    Inmunoglobulina M (IgM) 41
    Inmunoglobulina D (IgD) 42
    Inmunoglobulina E (IgE) 42
  La defensa específica 43
    La defensa específica humoral 44
    La defensa específica celular 44

Los diferentes tipos de las alergias
  Clasificación según el tiempo de reacción 47
    Alergia de tipo I: tipo inmediato 47
    Alergia de tipo II: tipo retardado 48
    Alergia de tipo III: tipo retardado 49
    Alergia de tipo IV: tipo tardío 50
  Clasificación según las posibilidades de contacto 51
    Los síntomas 51
  ¿Qué pasa en el cuerpo? 53
  ¿Cuáles órganos pueden afectarse? 54
  Los síntomas característicos de la fiebre del heno 55
  Las molestias características en los ojos 55
    La conjuntiva 56
    La terapia 57
  La picazón 58
    Las causas 59
  Las molestias características de una alergia cruzada 59
    ¿Qué es una alergia cruzada? 60
    Los síntomas 61

Los síntomas característicos de una alergia a los alimentos 62
El shock anafiláctico 62
    Las causas 64
    El tratamiento 64
    La prevención (profilaxis) 66
Reacciones no alérgicas de hipersensibilidad 67
    La pseudoalergia 67
    La reacción de intolerancia 69
    La idiosincrasia 69

El diagnóstico
La anamnesis 70
Las pruebas cutáneas 71
    El test de Prick 72
    El test intercutáneo 74
    La prueba de Scratch 74
    La prueba de fricción 74
    La prueba epicutánea 75
Los exámenes de laboratorio 76
    Pruebas radio-inmunológicas y enzimas inmunológicas 77
Anamnesis posterior y test de provocación 78
    El test de provocación 78
El diagnóstico en alergias a los alimentos 80
El diagnóstico de la neurodermatitis 81

La terapia
La hiposensibilización 83
    El mecanismo de funcionamiento 85
    Posibilidades y límites 86
La carencia del alérgeno 88
Apoyo con medicamentos 88
    Antihistamínicos 89
    Estabilizadores de los mastocitos 91
    Antiinflamatorios 92
    Medicamentos de emergencia 93

Terapias específicas 94
   Fiebre del heno 94
   Asma bronquial 97
   Asma infantil 103
   Alergia al ácaro 105
   Neurodermatitis 106
   Acné de Mallorca y alergia al sol 107
   Urticaria 108
Terapias alternativas: la acupuntura 110

LAS DIFERENTES FORMAS DE ALERGIAS

Asma bronquial 111
Alergias a medicamentos 113
Alergias laborales 116
Conjuntivitis 118
Rinitis alérgica durante todo el año 119
Intolerancia al gluten 119
Alergia al ácaro 121
Alergia al pelo de animales 123
Fiebre del heno 127
Alergia al huevo 134
Alergia al veneno de insectos 135
Urticaria por frío 137
Alergia de contacto 138
Intolerancia a la lactosa 141
Alergia al látex 143
Alergia a la proteína de la leche 145
Alergias a alimentos 148
Urticaria 152
Neurodermatitis 155
Alergia a los alimentos asociada al polen 158
Edema de Quincke 161
Alergia al moho 164
Alergia al sol 165
Digresión: alergia y sexo 170

    Sexo, anticoncepción y alergia al látex 171

    Sexo y asma 172

    Alergia al esperma, saliva, moco o piel de la pareja 172

Alergias en el embarazo 175

    Medicamentos contra el asma en el embarazo 177

    Otros medicamentos antialérgicos durante el embarazo 178

    Lactancia 180

Los mejores consejos para evitar alergias

Medidas generales 182

Diez reglas de oro… 184

    Para alérgicos al polen 184

    Para fiebre del heno y alergias cruzadas 186

    Para personas con alergias de contacto 186

    Para alérgicos al veneno de insectos 187

    Para alérgicos a alimentos 188

    Para alérgicos al sol 189

    Contra la picazón 190

Los mejores consejos

    Para alérgicos a la proteína láctea 191

    Para alérgicos a medicamentos 191

    Para alérgicos al ácaro 192

    Para alérgicos al moho 194

    Para alérgicos al pelo de animales 194

Alergia y vacaciones 195

    Vacaciones de la alergia 196

Prólogo

Querida lectora, querido lector,
Las enfermedades alérgicas son un problema creciente en los últimos años. Por ejemplo, hace dos generaciones la fiebre del heno era una enfermedad muy rara, sobre todo en niños o jóvenes, pero hoy en día se ha vuelto un problema de salud pública: una de cada ocho personas en Alemania (13%) sufre de una sinusitis alérgica. Según prognosis de expertos, en el año 2050 la mitad de los ciudadanos de la Unión Europea van a sufrir alguna alergia.

En las alergias desempeñan un papel importante dos componentes: influencias ambientales y genéticas. Si ambos padres de un niño tienen una predisposición genética para una alergia, el riesgo del niño de enfermar de alergias es entre 50 y 70%.

Las enfermedades alérgicas tienen formas y síntomas muy variados: el gran mundo de los alérgenos —las sustancias que pueden causar una alergia— se ha vuelto inmanejable. También el nivel de gravedad puede variar mucho de un paciente a otro. Hay alérgicos cuya enfermedad casi no tiene consecuencias y no muestran molestias (por ejemplo, enrojecimiento de la piel después de contacto con níquel) y otros cuya vida puede estar en peligro (por ejemplo, un colapso después de una picadura de insectos).

Las alergias pueden ser causadas por numerosas sustancias artificiales y naturales que irritan nuestro sistema inmunológico. El principio es que algunas sustancias, inofensivas de suyo, son reconocidas por nuestro cuerpo como peligrosas. Sigue una reacción de defensa en forma de células inflamadas y sustancias que aceleran un proceso de inflamación que no es necesario. Por eso, se habla de una sobrerreacción.

Por fortuna, no solo aumentaron las alergias sino también el conocimiento acerca de los diferentes esquemas de reacción alérgica.

La medicina moderna reconoció la necesidad de actuar, y dispone hoy en día de una gama altamente desarrollada de procedimientos diagnósticos y terapéuticos, los cuales vamos a explicar en este libro de forma clara y detallada.

Por supuesto, no se puede reemplazar el consejo médico de un especialista. Recomendamos a los lectores consultar a un especialista para el diagnóstico y la terapia de sus alergias. Este libro simplemente quiere ilustrar sobre los numerosos aspectos de las alergias en sus diferentes formas y ayudar a los pacientes a entender mejor su enfermedad. Nuestra experiencia de muchos años muestra que el paciente informado también es el paciente con más éxito en las terapias.

Dr. Guido Ern
Dr. Ralf D. Fischbach

Información básica sobre las alergias

Historia de las alergias

Las alergias no son enfermedades de nuestro tiempo. Se conocieron hace miles de años. Se sabe que Hipócrates, quien vivió hacia el año 400 a.C., tenía reacciones alérgicas a la leche y al queso. El faraón egipcio Menes murió en el año 2640 a.C. de una picadura de una avispa por una reacción alérgica.

> La palabra "alergia" —del griego *allos* (diferente, extraño) y *ergon* (trabajo)— era desconocida en la medicina hasta el comienzo del siglo XX. En libros antiguos se encuentran palabras como "fiebre del heno" y "asma" pero la palabra "alergia" la introdujo en el lenguaje técnico el pediatra vienés Clemens Pirquet (1874-1929), en el año 1906.

En 1891 se aplicó con éxito la inmunización pasiva con un suero de caballo para casos de diftéricos. Pero dos años después de la introducción de esa vacuna se reportaron incidentes como asfixia, brotes o síntomas parecidos. Después de que el médico Robert Langerhans había vacunado a su hijo de dos años contra la difteria, el niño murió a los diez minutos con un sufrimiento terrible. Contradiciendo el informe de autopsia, el doctor Langerhans declaró la acción tóxica del suero como la verdadera causa de la muerte. Pero en ese momento no se sabía cuáles sustancias del suero eran responsables de estas reacciones.

En 1906, los pediatras Clemens Pirquet y Bela Shick identificaron, mediante una serie de experimentos, que la proteína de caballo, ajena al cuerpo humano, era la causa de las complicaciones. Observaron que en el caso de una inyección repetida la reacción se producía mucho más rápido.

No pudieron comprobar su hipótesis de que el cuerpo había construido anticuerpos contra la proteína ajena; anticuerpos que, ante un nuevo contacto, reaccionaron mucho más fuerte. Sin embargo, esta teoría pudo ser probada años más tarde. De esta forma, de ellos nació la palabra "alergia". De ahí en adelante se ha usado de manera poco específica. Hasta se habló de la "alergia al envejecimiento" en referencia al hecho que en la tercera edad algunas reacciones se desarrollan diferente.

El comienzo de la investigación sobre las alergias

Durante los primeros años de la investigación sobre las alergias, el pediatra vienés Pirquet tuvo que imponer su teoría frente a otras, para explicar las causas. Un grupo de investigadores, a los cuales perteneció el fisiólogo francés Charles Richet, pensaba que una sustancia tóxica causaba las reacciones alérgicas de manera química. El especialista en serología de Heidelberg, Hans Sachs, y el patólogo de Basel, Robert Doerr, pensaban que la causa de la alergia eran los cambios fisiológicos en la sangre y en el tejido.

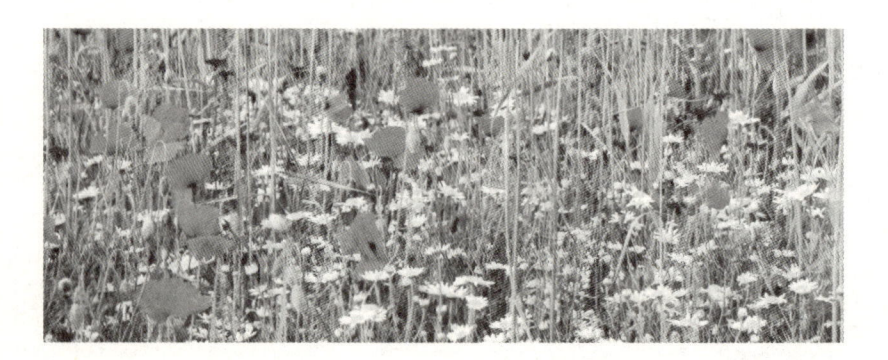

Otros mencionaban células hipersensibles del cerebro.

Fue decisivo el reconocimiento de la teoría de la histamina, en 1913, la cual describió el fisiólogo inglés Henry Hallet Dale. Él descubrió que bajo una reacción alérgica se libera la hormona de tejido histamina y causa síntomas como enrojecimiento, inflamación o picazón. La teoría, hasta hoy reconocida, sobre que una sustancia causante de la alergia (antígeno) se tiene que unir con una sustancia de defensa del cuerpo (anticuerpo) para causar las reacciones exageradas, fue descubierta por los bacteriólogos Vincent Bordet y Octave Gengou en 1901. Pero solo el acuerdo de los médico, sobre el mecanismo básico que causa las diferentes clases de enfermedades, dio paso a una investigación sistemática en el área de alergología.

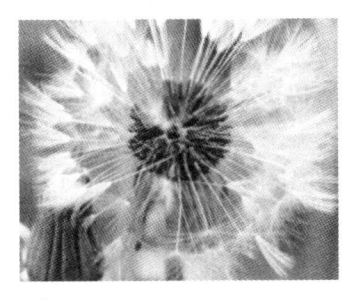

Clasificación de las alergias

Los resultados de las investigaciones muestran que no existe una alergia en sí, sino varios grupos de enfermedades alérgicas. En el comienzo se diferenciaron dos clases de reacciones alérgicas: de tipo inmediato y de tipo tardío. Esa clasificación se refiere al tiempo necesario para causar una reacción del cuerpo, después del contacto con el antígeno.

En 1963, Coombs y Gell clasificaron las reacciones alérgicas en los tipos I, II, III y IV. Esta clasificación se hizo a partir de los mecanismos inmunológicos que son característicos para los tipos de alergias, y se sigue usando hasta hoy.

¿Qué es una alergia?

Nuestro sistema inmunológico —el sistema de defensas del cuerpo— tiene la tarea de hacer inofensivas las sustancias ajenas

Problema del insomnio: ¿por qué no se puede dormir?

En el caso de una alergia, los mecanismos de defensa normales están dañados. El sistema inmunológico del alérgico no puede diferenciar entre sustancias dañinas e inofensivas.

Mastocito normal con histamina

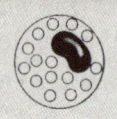

Persona normal: al contacto con el polen, no hay reacción en los mastocitos.

Mastocitos con reacciones antígeno-anticuerpo al contacto con el polen

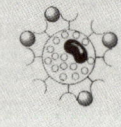

Persona alérgica: en un nuevo contacto con polen, hay reacción de los anticuerpos IgE al polen que penetra en los mastocitos.

Mastocito con anticuerpos contra polen

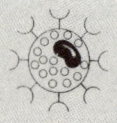

Persona alérgica: formación de anticuerpos IgE bajo contacto con polen (sensibilización).

Liberación de histamina

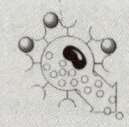

Persona alérgica: producción de histamina de los mastocitos, con estornudo o catarro.

al cuerpo (antígenos) y las influencias dañinas que afectan el organismo. Esto es necesario para defenderse contra diferentes bacterias o virus. Para eso, el sistema inmunológico produce anticuerpos, también llamados inmunoglobulinas. Estos se componen de varias proteínas, las cuales se pueden dividir en diferentes clases y se pueden evidenciar por medio de la electroforesis. Las inmunoglobulinas estimulan los glóbulos blancos de la sangre (leucocitos), los cuales deben destruir los antígenos.

Si existe una alergia, el sistema inmunológico muestra una sobrerreacción frente a ciertas sustancias del ambiente. La reacción es exagerada puesto que el sistema inmunológico reacciona a sustancias que normalmente no representan ningún peligro para el organismo y las cuales no causan ninguna reacción en personas saludables. Es la reacción del sistema inmunológico lo que enferma el cuerpo, y no la sustancia en sí. La reacción de defensa exagerada causa procesos de inflamación en el tejido del cuerpo o en los órganos. Suelen reaccionar de manera fuerte, sobre todo, la mucosa del colon, los ojos, la nariz, los bronquios y la piel.

Si el sistema inmunológico ha reaccionado una vez de esta manera, se acuerda —con la ayuda de unas células de memoria— en cada nuevo contacto con la sustancia y reacciona mucho más rápido que la primera vez.

¿Qué no es una alergia?

En el transcurso de la investigación sobre las alergias se observaron diferentes mecanismos inmunológicos, que finalmente se clasificaron en cuatro mecanismos básicos. La reacción inmediata, como por ejemplo la fiebre del heno, está clasificada como reacción de tipo I. Desafortunadamente, en el uso coloquial, se nombran también como alergias unas reacciones inespecíficas, como por ejemplo intolerancias a alimentos sin clasificar. Aquí se debe insistir en un uso exacto de la palabra "alergia". Por ejemplo, una diarrea después del consumo de leche sí puede ser consecuencia de una alergia a la leche de vaca. Pero la mayoría de los pacientes con estos síntomas sufren una reacción de intolerancia —la intolerancia a la lactosa— la cual no tiene nada en común con una alergia, aparte de la diarrea. En el caso de una intolerancia a la lactosa se aceptan, dependiendo de la gravedad de la enfermedad, pequeñas cantidades de leche de vaca. Solo después del consumo de grandes cantidades de lactosa se presentan los síntomas. En el caso de una alergia a la leche de vaca, en cambio, una mínima cantidad de la proteína de la leche de vaca puede enfermar al paciente. Se tiene que diferenciar, necesariamente, entre una reacción alérgica y una simple intolerancia a ciertas sustancias que puede ser provocada por un efecto irritante de estas sustancias. En estos casos, no se trata de una alergia de verdad sino de una intolerancia.

La reacción alérgica

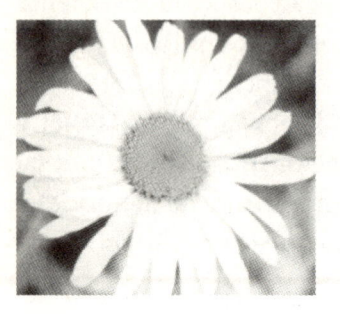

Como ya hemos mencionado, en el caso de una alergia el sistema inmunológico reconoce algunas sustancias como ajenas y peligrosas e inicia un proceso de defensa.

Así se producen cantidades anormales de anticuerpos (en este caso del tipo IgE), gracias a la comunicación de diferentes células. Estos anticuerpos se pegan a ciertas células y las estimulan para producir ciertas hormonas de tejidos, entre las cuales la histamina es la más importante. La histamina es responsable de muchas reacciones alérgicas del cuerpo. Por ejemplo:

- Enrojecimiento cutáneo
- Inflamación
- Asfixia por contracción de las vías respiratorias
- Aumento de la permeabilidad de los vasos sanguíneos

Por eso, las reacciones se muestran sobre todo en la mucosa de los ojos, la nariz, los bronquios y el colon, así como en la piel. Por ejemplo:

- Ojos lagrimosos
- Nariz goteando
- Ataque de asma con asfixia
- Diarrea
- Brotes
- Enrojecimiento de la piel

El sistema inmunológico se activa con el primer contacto, y con los siguientes contactos de la sustancia reconocida como ajena el cuerpo reacciona de manera inmediata. Eso significa que si el sistema inmunológico tiene una reacción alérgica una vez, se acuerda de esto. Por eso, la reacción alérgica se manifiesta rápidamente en un nuevo contacto con la misma sustancia, desde unos minutos después hasta una hora.

¿Herencia o no?
Probablemente la predisposición a una reacción alérgica es innata. Si los dos padres son alérgicos, la probabilidad de que el hijo contraiga esta enfermedad es de 50 a 70%.

Si solo uno de los padres es alérgico, la enfermedad se desarrolla de 20 a 40% de los casos. En la mayoría de los casos, la predisposición es heredada, pero también hay casos en los que las alergias se desarrollan en el transcurso de la vida.

La predisposición a una alergia se llama atopía. Eso significa que un atópico muestra una disposición poco común de reaccionar alérgicamente a influencias ambientales.

> **Pregunta de una paciente:** Yo sufro de fiebre del heno desde mi infancia y mi esposo tiene una alergia fuerte contra el ácaro. Ahora estoy embarazada. ¿Es seguro que nuestro hijo será alérgico?
> **Respuesta del experto:** La probabilidad de que un niño desarrolle una alergia si los dos padres sufren de esta enfermedad es de 50%. Entonces no es seguro. Pero no se preocupe demasiado, la mayoría de las alergias se pueden tratar muy bien.

Se muestra con frecuencia que los hijos de padres alérgicos reaccionan también así. Parece seguro que, en muchos casos, los hijos sí tienen una predisposición hereditaria a las siguientes enfermedades:

- Urticaria

- Fiebre del heno (o alergia al polen)
- Conjuntivitis alérgica
- Neurodermatitis
- Asma

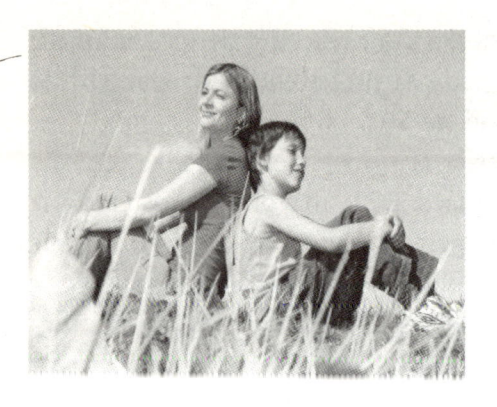

Un atópico, que tiene la predisposición en sus genes, no solo tiene un riesgo más alto de desarrollar la enfermedad sino que, además, la puede transmitir a sus hijos. Si alguien es atópico, se puede confirmar por exámenes de IgE (ver detalles en el capítulo "El sistema inmunológico y la reacción alérgica").

Los atópicos normalmente tienen un nivel mayor de IgE en la sangre. Eso se puede comprobar en el momento del nacimiento por medio de una prueba de sangre del cordón umbilical. Pero un nivel alto de IgE no es un indicio seguro para el desarrollo de una alergia. Esto también depende de la frecuencia del contacto con los alérgenos. Las personas atópicas siempre deben tener mucho cuidado con esas sustancias.

Las manifestaciones

Existen diferentes manifestaciones de alergias. La predisposición alérgica se puede manifestar en catarro alérgico (fiebre del heno), eccema atópico (neurodermatitis) o asma alérgica. En 30% de los alérgicos al polen la enfermedad se desarrolla en el transcurso de su vida. Además de la fiebre del heno, a veces también se desarrolla un asma bronquial. Hasta ahora no está confirmado si estos casos, que se llaman "cambio de piso", son un proceso de la enfermedad que baja de las vías respiratorias superiores a las inferiores o si se trata de otros mecanismos.

> **Alergias cruzadas**
> A veces, una reacción alérgica se produce porque ya existe una alergia a una sustancia determinada y esta causa, al mismo tiempo, otra alergia. Si, por ejemplo, existe una alergia al polen de abedul, puede surgir otra alergia a las avellanas. Este fenómeno se llama alergia cruzada porque, prácticamente, se cruzan dos alergias.

Posibles complicaciones

Debe tenerse en cuenta que las alergias sin tratamiento tienden a empeorar con el tiempo, se vuelven enfermedades crónicas. Las posibles complicaciones dependen del tipo de reacción a la que pertenecen, que están descritas en este apartado. Estas complicaciones pueden desarrollar desde una otitis o sinusitis crónica hasta un asma bronquial, daños permanentes de órganos o, en el peor de los casos, la muerte de una persona.

Las alergias tienen efecto sobre muchas áreas del cuerpo humano:

- Sistema respiratorio: ganas de estornudar, rinitis, asma, inflamación de la laringe y del cuello, inflamación de los alvéolos pulmonares
- Ojos: conjuntivitis, inflamación del párpado
- Sangre: disminución o destrucción de glóbulos o plaquetas
- Vasos sanguíneos: inflamación, shock
- Articulaciones: inflamación
- Piel: ronchas, inflamación, eccemas, neurodermatitis
- Riñones: inflamación
- Sistema digestivo: náuseas, diarrea, gastritis
- Sistema nervioso central: fiebre

El pronóstico

La forma y el grado de las reacciones alérgicas cambian en el transcurso de la vida, por lo que se puede observar una mejoría en la mayoría de los pacientes con los años. También es posible un cambio del alérgeno, o sea que, por ejemplo, un paciente que era alérgico al polen desarrolle más tarde una alergia a los conservantes.

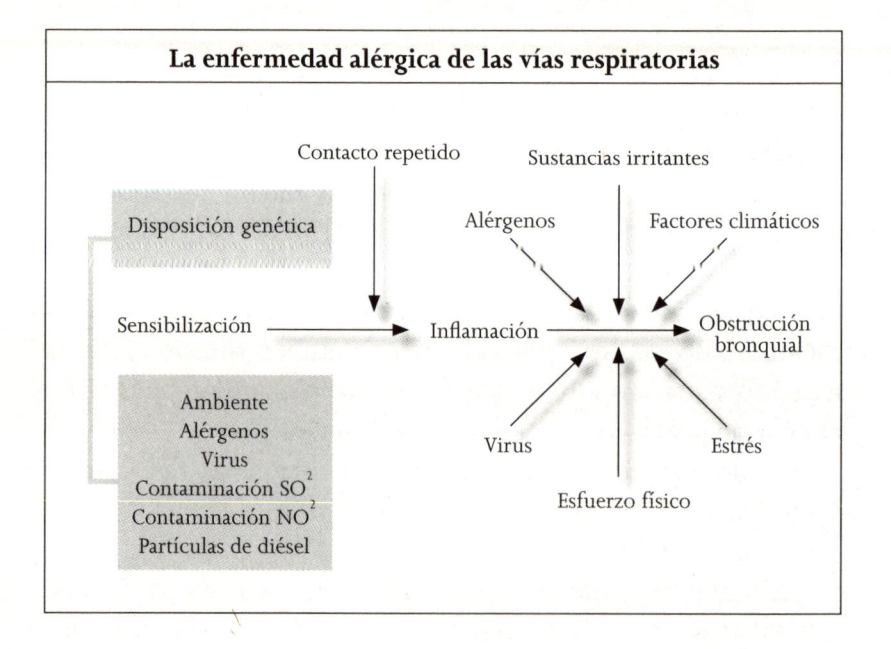

La enfermedad alérgica de las vías respiratorias

Disposición genética → Sensibilización → Inflamación → Obstrucción bronquial

Contacto repetido → Inflamación
Sustancias irritantes, Alérgenos, Factores climáticos → Obstrucción bronquial
Virus, Esfuerzo físico, Estrés → Inflamación / Obstrucción bronquial

Ambiente
Alérgenos
Virus
Contaminación SO_2
Contaminación NO_2
Partículas de diésel

En principio, una alergia existe durante toda la vida. Pero los síntomas se atenúan con los años —más o menos a partir de los 30 años— de manera notable. Desde el punto de vista inmunológico, un ser humano de 25 años ya es "viejo": el sistema inmunológico ya conoce prácticamente todo y baja la guardia. Lo primero que se pierde son las reacciones inmunológicas exageradas: las alergias.

Sin embargo, la alergia existe como antes y se puede comprobar en exámenes. Solo que los síntomas disminuyen. Aunque la mayoría de los alérgicos tienen una calidad de vida muy mala durante la exposición al alérgeno, en 80 % de los casos no disminuye la expectativa de vida. El 20 % restante desarrollan un asma bronquial que puede, en el peor de los casos, disminuir las expectativas de vida. Entre estos casos cuentan, por ejemplo, las personas imprudentes que tienen mascotas a pesar de su alergia. Pero un shock anafiláctico puede causar la muerte inmediata. Esto pasa, sobre todo, en los casos de reacciones a ciertos alimentos como condimentos, pescado, nueces, medicamentos o a causa de picaduras de insectos.

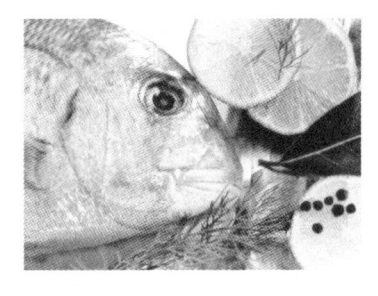

¿Qué son los alérgenos?

Los alérgenos son diferentes proteínas minúsculas que se encuentran, sobre todo, en la naturaleza y causan en los alérgicos la formación de sustancias inmunológicas. Entre estas proteínas hay:

- Alérgenos que entran por la respiración; por ejemplo, el polen del pasto, esporas de hongos, harina, polvo doméstico, pelo de mascotas.
- Alérgenos que tienen contacto con la piel; por ejemplo, polen de gramíneas, flores, seda, lana, alquitrán, níquel, sustancias aromáticas.
- Alérgenos que entran por la boca; por ejemplo, leche, huevos, fresas, pescado, carne, analgésicos, penicilina.
- Alérgenos que entran al cuerpo por picaduras de insectos o inyecciones; por ejemplo, veneno de abejas o avispas, medicamentos inyectados.

En principio, cualquier sustancia de nuestro entorno se puede convertir en un alérgeno y causar alergias: desde la manzana hasta la cebolla, desde el pelo de angora hasta la pasta de dientes. Hasta hoy se conocen unas 20 000 sustancias que pueden causar alergias.

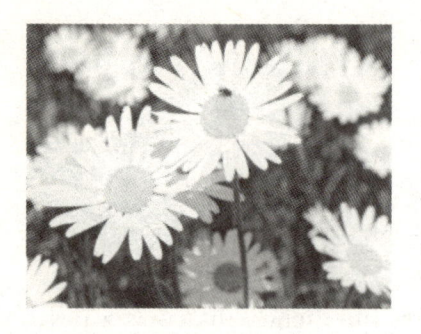

Pero también pueden ser toxinas del medio ambiente o sustancias químicas, como por ejemplo gases de escape o combustión, perfumes o colorantes. Precisamente, los alérgenos químicos están en aumento porque el ser humano incorpora cada vez más sustancias artificiales en el medio ambiente.

También pueden ser alimentos y medicamentos, sustancias que se usan en diferentes profesiones, sustancias para el aseo y la cosmética, joyas y colorantes de textiles, que con frecuencia son subestimados como alérgenos.

Las reacciones alérgicas al polen de flores o del pasto ocasionan catarro, lagrimeo y congestión nasal. Síntomas similares son causados por los desechos de los ácaros en el polvo doméstico. Estos molestan durante todo el año y no solamente en la temporada del polen. Lo mismo sucede con las alergias a los hongos del moho. Un inexperto puede pensar que el polen solamente vuela en primavera. Pero, salvo en invierno, el "calendario del polen" tiene todo el año malas noticias para los alérgicos. Inicia en enero con aliso y avellano, ya a comienzos de febrero el aire está lleno de polen de avellano, los abedules lanzan innumerable polen en abril y comienzos de mayo, el polen del diente de león está volando durante toda la primavera y el verano. Eso sigue hasta noviembre.

Alérgeno: polen
Una flor contiene herencia genética masculina y femenina. El polen son las células que guardan los genes masculinos. Por eso tiene que llegar al óvulo femenino de una flor del mismo género. Así, algunas plantas llaman la atención de insectos, por ejemplo abejas, abejones o mariposas, que "usan" como

portadores. El polen se pega a ellos mientras están recolectando néctar. Para llegar al néctar tienen que pasar junto a las partes femeninas de la flor. Así el polen llegan al lugar indicado. La mayoría de las plantas de flor tienen polen grande y pesado. Por eso, casi nunca son causa de una alergia. Eso pasa solamente en personas que, por su trabajo, tienen mucho contacto con esas flores. Por ejemplo, los crisantemos o margaritas son las principales causantes de alergias en jardineros o floricultores.

En cambio, el polen de árboles, pasto y hierbas es mucho más fino. Son alérgenos ideales porque pueden penetrar profundamente en las vías respiratorias. Además, son dispersados por el viento de tal manera que grandes extensiones del territorio están afectadas por el polen. Estas plantas producen grandes cantidades de polen para que puedan inseminar muchas plantas de la misma clase. Un avellano, por ejemplo, produce más de 600 millones de granos de polen. Las plantas que reparten su polen con el viento se llaman también anemófilas.

El desarrollo de una alergia

En la niñez se presentan muchas alergias seguidas. En los primeros años dominan las dermatitis atópicas (neurodermatitis) y las alergias a alimentos; más tarde, las alergias que afectan las vías respiratorias (asma bronquial y rinitis alérgica, que se conoce también como catarro alérgico o fiebre del heno). Si las causas de una alergia siguen presentes, las enfermedades pueden acrecentarse. A la fiebre del heno se suma, por ejemplo, el asma bronquial. También es posible que solamente predomine el asma. No está definitivamente comprobado si este fenómeno, que se llama también "cambio de piso", es un proceso de la enfermedad que baja desde las vías respiratorias superiores a las inferiores o si, en este caso, influyen otros factores.

¿Las alergias se pueden tratar?

Las alergias se pueden clasificar según los diferentes alérgenos que afectan al paciente o según las reacciones patológicas del sistema inmunológico. Los síntomas persisten mientras los alérgenos se encuentren en el organismo.

El tipo de reacción —por ejemplo, si la reacción es local o general— es definitivo para la clase de síntomas que se presentan y la duración de estos. Estos tipos de reacción —no el alérgeno— se encuentran descritas en un capítulo separado, a partir de la página 46. El diagnóstico se hace según el tipo de reacción mediante exámenes de laboratorio, por ejemplo, comprobando la existencia de ciertos anticuerpos o células defensoras en la sangre, o también por medio de un test al paciente. El tratamiento empieza evitando cualquier contacto con los alérgenos. Si eso no es posible, existen medicamentos que pueden evitar la reacción alérgica, o por lo menos atenuarla. Por ejemplo:

- Antihistamínicos
- Ácido cromoglícico
- Glucocorticoides

Una forma especial de terapia es la hiposensibilización o tratamiento inmunológico específico. Las reacciones alérgicas sin tratar a tiempo pueden ser mortales, sobre todo en el caso de un shock anafiláctico.

¿Por qué aumentan las alergias?

En los últimos años se pueden observar cada vez más alergias, sobre todo en la niñez. Solo en Alemania se contaron diez millones de alérgicos al polen, cuatro millones y medio de personas sufren neurodermatitis y cerca de ocho millones sufren asma alérgica.

Una causa posible es el número cada vez más grande de alérgenos en el ambiente, así como las costumbres de vida y alimentación, las cuales se caracterizan, por ejemplo, por un alto consumo de sustancias dañinas y medicamentos.

Existen estimaciones según las cuales de 10 a 20% de la población sufre de alergias, sin embargo un 10% parece una estimación realista.

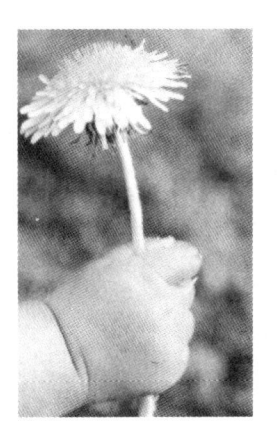

¿La mugre fortalece?

Según investigaciones presentadas por el Ministerio del Medio Ambiente de Baviera, una de las causas más importantes para el aumento de alergias es la higiene exagerada en los primeros años de los niños. Según esta investigación, los niños que crecieron en la ciudad sufren alergias en un pocentaje 15 veces más alto que los niños que desde temprana edad se expusieron en el campo a las influencias del polen del pasto, cereales o árboles y a pelos o excrementos de animales. Es preciso reducir el contacto con alérgenos a un mínimo en los primeros meses cuando se está desarrollando el sistema inmunológico, sobre todo en niños con antecedentes familiares. Pero se deduce de este estudio que en los siguientes años de vida de los niños, un contacto con alérgenos del ambiente es aún más importante.

Las estadísticas

Hace solo dos generaciones la fiebre del heno era una enfermedad casi exótica, por lo que surge la pregunta por la causa del aumento tan rápido —que está comprobado estadísticamente—. En el marco de un amplio estudio, entre los años 1992 y 1996 en

155 centros de estudios, durante el cual se examinaron 463 800 niños entre los 13 y 14 años, se encontraron los siguientes datos:

- Asma alérgica: 5 %
- Rinitis alérgica: 15 %
- Sensibilización (a alérgenos tipo I): 30 a 40 %

Pero Alemania solamente está en un puesto medio en este estudio. Gran Bretaña, Nueva Zelanda y Australia son los líderes en la estadística del asma, en la última parte están países como Rumania y Albania y el último puesto lo tiene Indonesia, con una prevalencia de asma de menos de 2 %. Pero la tendencia general es un aumento de las enfermedades alérgicas entre los últimos 15 y 20 años.

Las causas
Los científicos están discutiendo desde hace años por qué las alergias van en aumento y hay varias teorías, que todavía no han sido científicamente comprobadas; los resultados se esperan en los próximos años.

> **La hipótesis de infección**
> Según esta hipótesis, se enferman cada vez menos niños de enfermedades graves como tuberculosis o sarampión. De ahí resulta una mayor disposición del cuerpo a contraer alergias: si no se encuentran gérmenes patógenos, el cuerpo se defiende, por ejemplo, del polen.

Estas son las probables causas para el aumento de las alergias:

- Cambios en nuestras condiciones y costumbres de vida.
- Contaminación del ambiente, sobre todo por partículas del diésel.

- Un factor de riesgo importante es el estilo de vida en los países industriales de Occidente.
- También se debe tener en cuenta el factor de la herencia.

Alergias en los niños

Más de un tercio de los alemanes son portadores de la disposición a una alergia. Si por ejemplo los dos padres sufren de esta enfermedad, el riesgo para el niño aumenta significativamente. Pero la disposición por herencia no necesariamente lleva a la enfermedad. Por ejemplo, las madres que amamantan a sus hijos por unos meses pueden evitar o, por lo menos, retrasar el desarrollo de una alergia a los alimentos.

En general, valen los siguientes principios para reducir el riesgo de alergias:

- El riesgo a enfermar de una alergia crece con el número de alérgenos que entran en el cuerpo. Si se evitan las mascotas, por ejemplo, el riesgo se reduce
- El humo del cigarrillo aumenta la sensibilidad a los alérgenos
- Una higiene exagerada en la casa tiene consecuencias más bien negativas para los niños. No es un problema si los niños gatean en el piso o se llevan a la boca cosas que se limpiaron de manera adecuada. Así se entrena el sistema inmunológico. Por supuesto, los niños no deben tener contacto con cosas muy sucias.

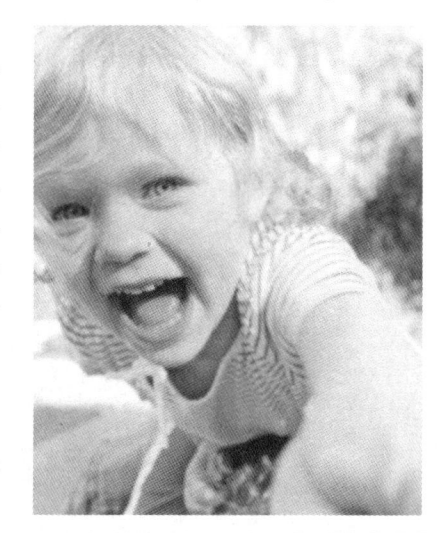

- Los pisos de madera o vinilo son más recomendables que los tapetes

Otras recomendaciones para reducir el riesgo son las siguientes:

- Amamantar —sin dar tetero adicional— durante los primeros cuatro o seis meses
- No exponer al niño al humo del cigarrillo
- Los alimentos altamente alérgenos, como el pescado, el huevo, la leche o las nueces, se deben ingerir apenas después del primer año
- Se deben evitar los alérgenos de inhalación, como polvo doméstico o pelos de mascotas

La predisposición familiar

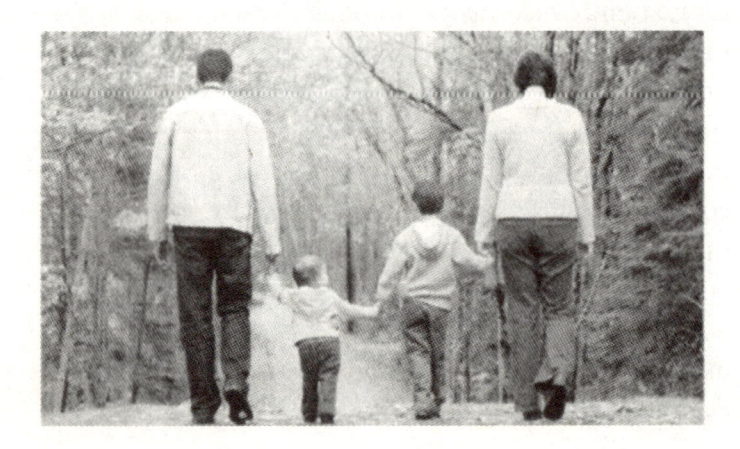

La atopía es la alta disposición a enfermedades alérgicas. Es una predisposición genética que se puede heredar. Por eso es recomendable aplicar un test a mujeres en edad reproductiva y a niños de cualquier edad. Por medio de un simple examen de sangre en un bebé se puede medir el nivel de IgE (anticuerpos que se aumentan en caso de predisposición a las alergias). Los primeros síntomas se muestran en la piel, en la mayoría de los casos están relacionados con alimentos. Una lactancia prolongada (de seis a nueve meses) reduce el desarrollo de alergias a los alimentos en la temprana infancia (sobre todo a la leche y los huevos). Existe una cantidad de medidas que pueden reducir el riesgo de una alergia de las vías respiratorias. En hogares donde viven niños atópicos, se debería realizar una descontaminación de ácaros.

Los estudios muestran que la exposición a sustancias que pueden provocar una alergia es clave para la sensibilización. Esto quiere decir que donde no existe un alérgeno, ¡no se puede desarrollar una alergia! Eso depende también de la cantidad de los alérgenos. El umbral para las alergias al ácaro, por ejemplo, es de un microgramo de alérgeno en un gramo de polvo. En hogares con personas alérgicas tampoco deben haber mascotas. Otro factor importante es el humo del cigarrillo: está comprobado que el fumar pasivamente aumenta el nivel de anticuerpos IgE. Si un niño con una disposición alérgica se expone al humo del cigarrillo, aumenta la sensibilización aunque la cantidad de alérgenos sea baja.

Alérgenos causantes de alergias en niños
- Veneno de insectos: abeja, avispa
- Alimentos: leche de vaca, proteína de huevo, pescado, nueces
- Medicamentos: por ejemplo, penicilina, productos de contraste para radiografías, extractos de alérgenos

Un simple test de alergia puede ayudar para aclarar la causa

Primeros síntomas
- Picazón
- Eccemas, enrojecimiento con sensación de calor
- Picazón en los ojos o la nariz
- Dolor de barriga

UNA TEORÍA: TOXINAS DEL MEDIO AMBIENTE
Muchos padres se preguntan por qué sus bebés o hijos pequeños a veces presentan reacciones altamente alérgicas, aunque solo tu-

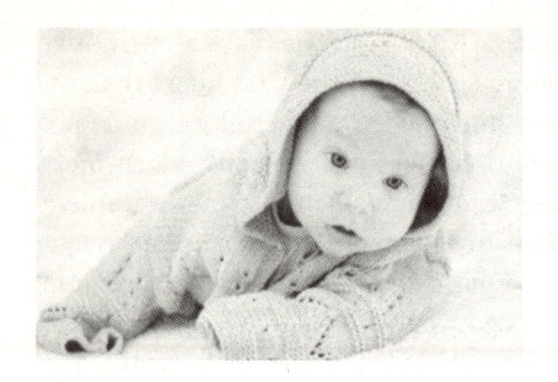

vieron contacto con el mundo externo a la familia por corto tiempo. Una causa para el desarrollo de alergias en bebés y niños pequeños pueden ser las diferentes toxinas en el medio ambiente y en medicamentos químicos. Durante la gestación se disuelve, bajo la influencia de las hormonas del embarazo, una parte de los sedimentos de las sustancias químicas, metales pesados y sedimentos normales del metabolismo de los tejidos conjuntivos y órganos, que llegan por la placenta al bebé en formación. Las náuseas del embarazo aumentan por la sobrecarga del hígado, cuando este tiene que desintoxicar más de lo que puede. En este proceso, las toxinas acumuladas se trancan literalmente en la sangre antes de llegar al hígado. Como el estómago, el páncreas y el colon llevan su sangre directamente al hígado, el "trancón" se siente primero en estos órganos. Desde náuseas, vómito, gases, constipación, hemorroides y hemostasias en las venas de las piernas, hasta trastornos en la flora del colon y enfermedades causadas por hongos son síntomas frecuentes.

Todas las medidas que apoyan el funcionamiento del hígado pueden disminuir o quitar las molestias. Pero las toxinas siguen en la sangre y llegan por medio de la placenta al bebé, aunque el estancamiento del hígado se puede compensar con una terapia adecuada. Pero si no se compensa, estas toxinas pueden aumentar.

El feto está almacenando estas toxinas del medio ambiente y de medicamentos químicos en sus tejidos conjuntivos y órganos. Dependiendo de la afinidad de las toxinas a ciertas regiones del cuerpo y de la predisposición genética, las toxinas también pueden llegar a los órganos que producen las células inmunológicas, como los ganglios linfáticos, el timo y el bazo. De esa manera, el sistema inmunológico ya se está dañando desde el seno materno. Estos depósitos de toxinas también afectan el páncreas y el estómago; en consecuencia, la producción de los jugos gástricos ya puede estar debilitada desde el parto. En la mayoría de los casos se presentan problemas en la digestión de proteínas.

Esta puede ser la razón por la cual en los últimos años nacen cada vez más bebés con un sistema inmunológico muy debilitado y con problemas en la digestión causados por sustancias químicas o metales pesados. A veces tienen solamente una cuarta o quinta parte de la capacidad digestiva normal. La capacidad digestiva, en estos casos, es tan baja, que el bebé ni siquiera puede digerir 200 ml de leche materna con solo 2,4 gramos de proteína. En los casos menos graves reaccionan con gases, dolores de barriga, diarrea o trastornos de la flora del colon. En casos extremos, los cólicos de los primeros tres meses se vuelven cólicos de seis meses o no terminan nunca.

Además, la putrefacción de la proteína puede causar la aparición de hongos cándida en el colon. Con frecuencia se desarrollan, ya en los primeros días después del nacimiento, alergias a la proteína no digerida de la leche materna o a sustancias de la fórmula adaptada del tetero.

Niños y adolescentes

Lastimosamente no existen estadísticas exactas sobre la frecuencia de enfermedades alérgicas en la infancia. Los expertos creen que la enfermedad crónica más frecuente en niños y adolescentes en el mundo occidental es el asma bronquial, con 15 %. Parece que estos números están aumentando en las últimas décadas.

Son interesantes las estadísticas de la Alemania reunificada. Las diferentes circunstancias de vida llevaron también a diferentes frecuencias de enfermedades.

> **La utilidad de las innumerables infecciones**
>
> Las madres de niños que sufren de varias infecciones menores durante el invierno pueden estar tranquilas. Aquí el sistema inmunológico está trabajando a favor de los pequeños pacientes y una alergia se vuelve menos probable. Dicho de una manera simplificada: por ocuparse de tareas "serias", como la defensa contra el virus, el sistema de defensa no pudo pensar en "bobadas" como el desarrollo de alergias.

El desarrollo con el crecimiento

Creer que los bebés no pueden desarrollar alergias es un error muy común. En principio, cada niño puede formar ya en el vientre materno anticuerpos específicos como señal de una sensibilización. Así, una alergia es posible a cualquier edad.

Los bebés forman, en la mayoría de los casos, anticuerpos contra la leche de vaca y la proteína del huevo por la alimentación. Esto se expresa en síntomas de la piel como la neurodermatitis o en molestias del sistema digestivo. En estos casos, se pueden presentar diarreas crónicas con retrasos en el crecimiento.

En la edad preescolar o escolar aumentan más bien los síntomas provocados por alérgenos del hogar, como pelos de gato o ácaros en el polvo doméstico. El alérgeno de los gatos parece llegar más fácilmente a quienes habitan ese lugar porque se pega al polvo fino y está permanentemente presente en el aire. Los desechos de los ácaros se encuentran con frecuencia en nuestras camas. Teniendo en cuenta que los niños duermen alrededor de diez horas diarias y de esta manera pasan casi la mitad del día en la cama, se puede imaginar la relevancia del alérgeno del ácaro. En los adolescentes se encuentra con más frecuencia la sensibilización al polen que se expresa, por ejemplo, en la fiebre del heno.

> **Como evitar las enfermedades alérgicas**
> En futuros estudios se debe comprobar hasta dónde las infecciones banales o alérgenos del interior pueden ocasionar alergias y si una lactancia prolongada de verdad puede evitar alergias. En general, se debería amamantar por tanto tiempo como sea posible e introducir otros alimentos bastante tarde y de a un solo alimento cada vez. Pero nos cuestionamos si esto puede evitar las alergias cuando, al mismo tiempo, aumenta la contaminación en nuestros hogares con el alérgeno del ácaro.

La terapia para niños alérgicos

Respecto a las alergias en niños, hoy en día todavía se empieza demasiado tarde con el tratamiento y, muchas veces, de manera poco específica. Por ejemplo, en el caso del asma bronquial se debe superar el miedo a la cortisona. En muchos estudios se ha comprobado que una terapia temprana con cortisona inhalada puede tener un óptimo efecto sobre la enfermedad.

Los niños con asma bronquial que sea tratada de manera adecuada tienen mejor crecimiento, menos problemas escolares —como ausencias y pérdidas en las clases de deporte—, menos alergias, mejor capacidad pulmonar o pueden recuperar la capacidad ya perdida. Lastimosamente, todavía se pierde mucho tiempo valioso en la terapia con los niños. Los padres se informan demasiado tarde sobre la enfermedad y las posibilidades de terapia. Se aplican jarabes contra la tos y antibióticos mientras la enfermedad empeora. Sin embargo, no se debe "inventar" un asma bronquial para cada bebé que en el invierno tiene una bronquitis "silbante".

También se demora el inicio de una hiposensibilización en niños y adolescentes mediante un alérgeno que se inyecta en ciertos lapsos debajo de la piel; aunque las observaciones en los últimos años mostraron que esta terapia es más eficiente si la alergia todavía no está muy avanzada y si solamente existen pocas alergias. Por eso, la "vacuna contra la alergia" es la mejor terapia en niños y adolescentes.

El sistema inmunológico y la reacción alérgica

Psiquis y alergias

Aparte de las alergias causadas por el medio ambiente, existen también posibilidades corporales, mentales o alimenticias de contraer una alergia. Pero en el desarrollo de las alergias, estos motivos solamente cumplen un papel secundario. Debe tenerse en cuenta que las alergias se volvieron un fenómeno masivo en las últimas dos décadas en las naciones industrializadas y que en estos países hoy en día prácticamente no existen personas que no presenten un sistema inmunológico debilitado por los factores adversos del medio ambiente. Por eso, los factores psíquicos, como estrés, miedos, aversiones o antipatías, pueden hacer parte del desarrollo de alergias o causar un empeoramiento temporal; pero, solamente en casos aislados, son las causas primarias. Si el cuerpo no estuviera ya debilitado por las toxinas o sustancias químicas depositadas, no reaccionaría a problemas mentales con síntomas alérgicos o, por mucho, lo haría de manera suave.

El desarrollo de la reacción alérgica

El sistema inmunológico tiene la tarea de cuidar el cuerpo de sustancias causantes de enfermedades como bacterias y virus que entran por diferentes vías. Pero si se desarrolla una alergia por contacto con un alérgeno se inicia una reacción de defensa muy compleja, en la cual está involucrado todo el sistema inmunológico. Dependiendo del alérgeno y la vía de entrada, esta reacción se puede presentar en diferentes lugares del cuerpo y con distintas velocidades.

Como ejemplo, vamos a describir el fenómeno de la "reacción inmediata" que se presenta en la fiebre del heno y en el asma alérgica.

El primer contacto con el alérgeno

Si un alérgeno entra en contacto con el cuerpo en forma de polen, el sistema inmunológico activa sus alarmas y empieza inmediatamente a producir grandes cantidades del anticuerpo inmunoglobulina E (IgE). Este anticuerpo que se produce en las células de la sangre tiene la tarea de destruir al "intruso".

En el caso de una reacción de defensa normal hacia los alérgenos, el cuerpo produce solamente la cantidad de anticuerpos que necesita para la destrucción del "intruso". En una persona alérgica, en cambio, se producen demasiados anticuerpos.

La histamina, sustancia mensajera

Los anticuerpos se depositan, sobre todo, en las superficies de los mastocitos. De esa manera estos se sensibilizan, es decir, se activan. El sistema inmunológico trastornado del alérgico ya no es capaz de diferenciar entre intrusos dañinos y no dañinos y sobrerreacciona al contacto repetido con el alérgeno (contacto-alérgeno-antígeno). Los mastocitos sensibilizados liberan, entre otros, la sustancia propia del cuerpo llamada histamina. Esta es una sustancia mensajera y se guarda en los mastocitos en pequeñas ampollas. Al contacto con el alérgeno, se abren las ampollitas y liberan la histamina, que causa inflamaciones. Así se inicia en el cuerpo la reacción alérgica.

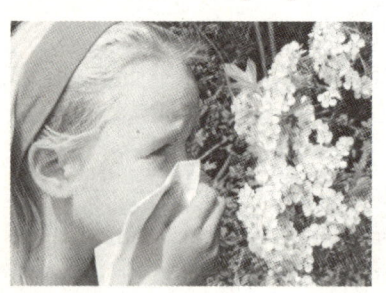

Los vasos sanguíneos se abren, se hacen permeables y el plasma de la sangre puede salir. Surgen las molestias como, por ejemplo, las ganas de estornudar o catarro, que se empiezan a sentir entre unos pocos minutos hasta una hora después del contacto.

Las reacciones y molestias

La conjuntiva enrojece, los ojos empiezan a lagrimar y a picar; las mucosas liberan más secreciones; la nariz pica, se producen ganas de estornudar y la mucosa de la nariz se inflama.

Aparte de estos síntomas de la fiebre del heno causados por la reacción alérgica, se pueden presentar otras consecuencias:

- En los pulmones: broncoespasmos, dificultad de respirar y tos permanente.
- En el colon: cólicos y diarrea.
- En la piel: enrojecimiento, formación de ampollitas y fuerte picazón.

En reacciones alérgicas muy fuertes, se puede dilatar todo el sistema de vasos sanguíneos, el flujo de la sangre se vuelve más lento y la sangre ya no circula suficientemente en el cuerpo.

Eso puede causar problemas de circulación. La consecuencia más grave es un colapso con desmayo, llamado shock anafiláctico.

Los mediadores

Las reacciones alérgicas en su fase temprana son causadas casi exclusivamente por la histamina. Según nuevos estudios científicos, existen otros causantes de la inflamación, además de esta sustancia mensajera: los "mediadores". Estos mediadores participan en los síntomas inmediatos como también en la reacción tardía, de 4 a 24 horas después del contacto con el alérgeno. Los mediadores se liberan de los mastocitos, pero también de otras células de defensa, al mismo tiempo con la histamina.

Inmunoglobulinas y sus funciones

El sistema inmunológico puede reconocer agentes ajenos al cuerpo, que se llaman antígenos, y produce anticuerpos para su defensa. Estos anticuerpos —llamados también inmunoglobulinas— varían en su estructura y su función. Por eso pueden clasificarse en diferentes grupos.

Las inmunoglobulinas se componen de diferentes estructuras de proteínas. Por medio de un examen especial, la electroforesis, es posible diferenciar las diversas proteínas. Al mismo tiempo, ese examen hace posible el conteo de las inmunoglobulinas. Los resultados ofrecen conclusiones sobre la clase de alérgeno o la duración de la reacción.

Las diferentes clases de inmunoglobulinas se señalan con letras. Se habla de la clasificación GAMDE que contiene las siguientes clases:

- Inmunoglobulina G o IgG
- Inmunoglobulina A o IgA
- Inmunoglobulina M o IgM
- Inmunoglobulina D o IgD
- Inmunoglobulina E o IgE

Inmunoglobulina G (IgG)

La cantidad más grande de anticuerpos, con 75 %, es la inmunoglobulina G (IgG). La IgG se produce después de una primera infección en un lapso de tres semanas. Solo en este momento es posible comprobarlo por medio de una electroforesis.

Si se presenta la misma infección nuevamente, se producen

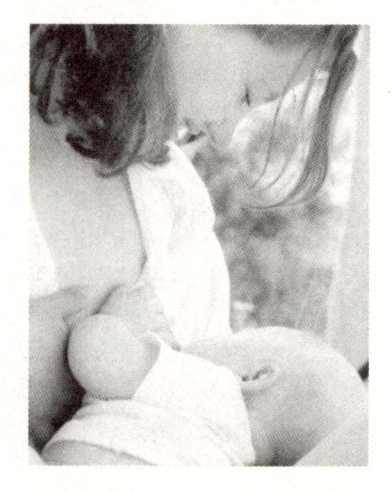

estos anticuerpos muy rápido y en una cantidad muy grande para evitar el desarrollo de una enfermedad.

Otra característica de la IgG es su capacidad de entrar a la placenta, en el caso de un embarazo. Así, también se protege de una infección al bebé, antes y después del nacimiento. Pero esta protección solo dura tres meses.

Inmunoglobulina A (IgA)

La inmunoglobulina A (IgA) se especializa en la defensa contra antígenos en las superficies de las mucosas, por ejemplo en la nariz, la boca y el colon. Su participación en la cantidad total de anticuerpos es de 17 %. Con frecuencia los agentes de enfermedades se detienen y neutralizan con la IgA. Estos anticuerpos llegan a la leche materna, de manera que la madre puede transferir sus defensas al bebé.

Inmunoglobulina M (IgM)

Si un agente extraño entra al organismo, la primera reacción del cuerpo es la producción de inmunoglobulina M (IgM).

Por su disponibilidad inmediata, la inmunoglobulina M se llama también anticuerpo temprano. Las IgM e IgG trabajan mano a mano. Eso hace posible la respuesta a situaciones específicas. La producción de la IgM baja unas semanas después de la infección. Mientras tanto, se van produciendo las IgG para la protección del organismo, las cuales ofrecen una protección especializada. A partir de esas reacciones de defensa en diferentes etapas de la infección, se pueden determinar estas cuestiones específicas por medio de un diagnóstico de laboratorio:

- Si se sospecha de una infección por una causa determinada, se pueden comprobar los anticuerpos IgM por medio de la electroforesis.
- Si se trata de una infección primaria, la producción de IgM sube rápidamente.

- Si se trata de una infección secundaria, la concentración de IgM permanece baja.
- Si se ha superado la fase aguda de una infección, la concentración del IgM disminuye mientras que el nivel de IgG aumenta.
- Si se encuentran solamente anticuerpos IgG y ningún anticuerpo IgM, eso indica una infección anterior.

Inmunoglobulina D (IgD)

Esta inmunoglobulina se encuentra solamente en cantidades muy pequeñas en la sangre. Por ahora no se sabe mucho sobre su función y sus tareas específicas. Se supone que desempeña un papel en la activación de los linfocitos B, porque se encuentra en la superficie de estos y circula con ellos en el flujo sanguíneo.

Inmunoglobulina E (IgE)

Esta inmunoglobulina también es muy especializada y cumple un papel en la defensa de infecciones por amebas y alergias. Se produce en las células del plasma y del sistema linfático que se encuentra cerca de las vías respiratorias y del sistema digestivo. La IgE se puede comprobar solamente en cantidades minúsculas. Solamente 0,001 % de todas las inmunoglobulinas son del tipo IgE. Sin embargo, desempeña un papel importante en 90 % de los procesos alérgicos.

La IgE fue descubierta mucho más tarde que las otras inmunoglobulinas debido a que su cantidad es tan poca. Pero ya se sabía que el cuerpo estaba reaccionando, sobre todo en las alergias, con una sustancia especial contra los alérgenos, a la que se le dio el nombre de *reagina*. La IgE provoca la liberación de mediadores que tienen el efecto de una reacción inflamatoria.

La IgE es, como todas las inmunoglobulinas, una proteína que se puede pegar fácilmente a todas las células del cuerpo. La IgE se encuentra sobre todo en la piel y en las mucosas que participan en reacciones alérgicas. Si los alérgenos en la piel y en las mucosas se encuentran con la IgE, esta produce —por medio de un cambio de la función de diferentes células— la liberación de sustancias que provocan una reacción inflamatoria. Los anticuerpos IgE tienen una vida media de dos a tres días, quiere decir que después de este tiempo la mitad de las IgE están destruidas o descompuestas por el cuerpo. Si están pegadas a los mastocitos, pueden "sobrevivir" hasta 12 semanas.

> **Debido a que la lucha contra los parásitos ya se ganó...**
> La inmunoglobulina E es la encargada de la defensa contra parásitos, chinches, aradores y cosas parecidas. Las sustancias liberadas por la IgE afectan al parásito y lo "disuelven". Por el estilo de vida aséptico de nuestras culturas, las infecciones con parásitos se han vuelto muy raras. Por eso, esta parte de nuestro sistema inmunológico está desocupado. Así que se supone que las alergias provocadas por la IgE son reacciones equivocadas de este sistema de defensa.

La defensa específica

El sistema de defensa del ser humano se compone de cuatro subsistemas. Se distingue, por un lado, entre la defensa inespecífica y la específica y, por otro lado, entre la defensa celular y la humoral.

La defensa inespecífica se dirige contra todos los "intrusos" en el cuerpo. Sus mecanismos son innatos.

La defensa específica se dirige de manera precisa contra ciertos antígenos reconocidos. Los procesos de esta defensa son aprendidos. Eso significa que una persona solamente aprende a defenderse contra un germen patógeno específico si ha tenido previamente contacto con él.

Los subsistemas de las defensas específicas e inespecíficas se complementan.

Tanto la defensa específica como la inespecífica usan ciertas células. En estos casos uno habla de defensa celular. Si la defensa no funciona por medio de células sino por sustancias defensoras (por ejemplo anticuerpos) se habla de defensa humoral.

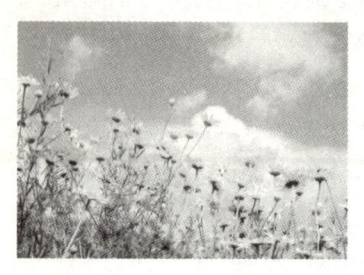

La defensa específica humoral

El objetivo de la defensa humoral es la producción de grandes cantidades de anticuerpos. Esa tarea la cumplen los linfocitos B. Ellos se forman en la médula. Eso significa que se entrenan allá para encontrar un antígeno específico (cuerpos extraños, gérmenes patógenos). Cuando el entrenamiento termina, los linfocitos B se liberan en la sangre y las vías linfáticas. Si tienen contacto con "su" antígeno, se cambian a células de plasma.

En este momento se multiplican. Las células de plasma producen gran cantidad de proteínas idénticas que se llaman inmunoglobulinas o anticuerpos. Después de una infección, se mantiene una parte de los linfocitos B como células de memoria B.

La defensa específica celular

Los linfocitos B son las células más importantes de la defensa celular específica. La defensa inespecífica y la defensa humoral específica no siempre logran la destrucción completa de todos los gérmenes patógenos. En este momento se activan los linfocitos T. Parecidos a las células B, los linfocitos T se entrenan para su tarea específica. Eso pasa en el timo. Después del entrenamiento, los linfocitos T circulan en las vías sanguíneas y linfáticas. Si se encuentran con una célula que presenta un antígeno y que lleva su antígeno en la superficie, se conectan a esa célula mediante su receptor. Este encuentro no es una coincidencia. La célula que presenta el antígeno ya ha producido y liberado interleucina-1 (una sustancia que modifica el sistema inmunológico). Esta citocina (una proteína que se produce en las células, en este caso interleucina-1) atrae a los linfocitos T. Después de la "maniobra de acople", el linfocito T empieza a dividirse y a producir células T específicas.

A este grupo pertenecen:

- **Células ayudantes T**: ellas pueden reconocer antígenos sobre células que presentan antígenos
- **Células supresoras T**: ellas tienen una función de control importante. Para evitar una reacción inmunológica descontrolada, estas células pueden suprimir la reacción según la necesidad para intervenir de manera más efectiva.
- **Células de memoria T**: estas células ayudantes específicas pueden grabar la reacción inmunológica una vez aprendida. Ellas inician una reacción de defensa rápida si el organismo tiene nuevamente contacto con el mismo antígeno.
- **Células citotóxicas T**: estas células se llamaron antes células asesinas T. Están especializadas en la defensa contra el virus. Si una célula del cuerpo está infectada por un virus, las células citotóxicas tienen la capacidad de perforar la capa de la célula. Así la célula prácticamente se disuelve. Eso se llama también lisis celular. Si la célula se disuelve, los virus en la parte interna se destruyen en la mayoría de los casos. Pero eso no funciona siempre. A veces quedan unos virus en el cuerpo y pueden causar infecciones una y otra vez.

Los diferentes tipos de alergias

Un ejemplo típico para este principio es la culebrilla provocada por virus de varicela. La primera infección con este virus produce varicela. Esta enfermedad se cura por la defensa inmunológica, pero el virus no se destruye completamente y se queda "mudo" en el cuerpo. Si la situación de defensa general del cuerpo empeora (por la edad, infecciones u otras enfermedades graves), se pueden reactivar y causar una culebrilla.

Tipos de alergias

Tipo I (reacción inmediata)
A esta categoría pertenecen la rinitis alérgica primaveral (fiebre del heno), urticaria, asma alérgica.

Tipo II (reacción citotóxica)
Por medio de reacciones de antígenos y anticuerpos, se destruyen los hematocitos, el resultado es una anemia.

Tipo III (reacción provocada por un inmunocomplejo)
El complejo de antígenos-anticuerpos circula en la sangre y provoca inflamaciones en diferentes órganos.

Tipo IV (reacción provocada por células, también "tipo retardado")
Aquí las sensibles células T cumplen un papel importante. Ejemplo: reacción tuberculina, eccemas etc.

Los diferentes tipos de alergias son provocados por diversos tipos de anticuerpos dentro del cuerpo humano. No es común que en una sola alergia existan varios tipos de anticuerpos contra un solo antígeno y provoquen, de esta manera y en forma paralela, diferentes reacciones alérgicas. En cada tipo de alergias se encuentran diferentes anticuerpos y también se presentan diferentes reacciones alérgicas. Así, surgen distintos procesos en el cuerpo.

Clasificación según el tiempo de reacción

La mayoría de las alergias se pueden clasificar claramente, según los anticuerpos y los procesos físicos, en uno de los siguientes tipos de alergias:

- Tipo I (tipo inmediato)
- Tipo II (tipo retardado)
- Tipo III (tipo retardado)
- Tipo IV (tipo tardío)

> **La clasificación según Coombs y Gell**
>
> El patólogo Robin C. Coombs (1921-2006) describió, junto con su colega Gell, cuatro tipos de reacciones alérgicas. Las reacciones del tipo I, II, III y IV pueden aparecer también como formas mezcladas. Estos cuatro tipos de reacción son formas normales de reacción del sistema inmunológico humano pero que —en el caso de una alergia— reaccionan de forma exagerada y, de esta manera, se convierten en enfermedades. Los tipos I a III de estas reacciones alérgicas son provocados por anticuerpos, mientras la reacción del tipo IV se transmite por ciertas células del sistema inmunológico, las células T.

Alergia de tipo I: tipo inmediato

Las alergias de tipo I son llamadas alergias de tipo inmediato. Con 90 %, estas son las alergias más comunes. A este tipo pertenecen las reacciones alérgicas rápidas y fuertes, por ejemplo:

- Rinitis alérgica primaveral (fiebre del heno)
- Asma alérgica, urticaria
- Alergia al veneno de insectos
- Shock anafiláctico (esta reacción no está limitada a ciertas regiones del cuerpo sino que afecta todo el cuerpo, hasta poner en peligro la vida).

En estas alergias de tipo inmediato, las reacciones alérgicas aparecen unos minutos después del contacto con los antígenos y son provocadas por el contacto de los antígenos con ciertos anticuerpos. Estos anticuerpos se encuentran con frecuencia en la superficie de células que almacenan la histamina. En el plasma de estas células se encuentran gránulos de mastocitos como la histamina. Estos salen durante la reacción antígenos-anticuerpos y liberan la histamina. Eso provoca, por ejemplo, inflamación en la mucosa, fuerte secreción y, posiblemente, caída de la presión sanguínea. En el peor de los casos, se puede producir un shock fatal.

No menos importante que este contacto de los antígenos con los anticuerpos que se encuentran sobre los mastocitos, es el contacto directo de anticuerpos que circulan libremente con antígenos y el siguiente cambio de ciertas proteínas en el flujo de la sangre. Mediante estos cambios se activan las quininas, que tienen los mismos efectos de la histamina. Las quininas tienen también importancia en el tipo II de las alergias (reacción retardada antígeno-anticuerpo).

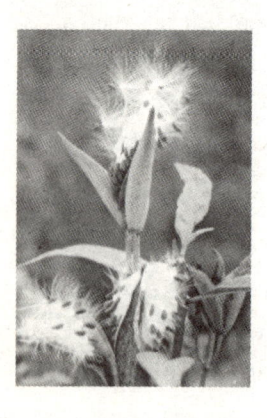

Alergia de tipo II: tipo retardado

La alergia del tipo II es una forma muy rara de la alergia. Un medicamento puede desencadenar, por ejemplo, esta alergia. El tipo II está vinculado —igual que el tipo III— con unas reacciones alérgicas retardadas, que no se reconocen de inmediato en el organismo. La destrucción de células puede ocasionar daños como la anemia.

En las alergias de este tipo existen anticuerpos que circulan libremente en la sangre. Los antígenos se pegan a las paredes de las células o a la parte exterior de otros componentes esenciales del organismo. Después se conectan los nuevos anticuerpos con los antígenos y causan (con la ayuda de los factores complementarios) una disolución de las células, o sea, un cambio en la estructura y las funciones de la célula. La consecuencia de esta destrucción y de los cambios en las células puede ser —como también en el tipo IV— la falta de ciertos componentes de la sangre (esto causa anemia, problemas de coagulación y debilidad del sistema inmunológico). Esto está relacionado con el rechazo de órganos ajenos o reacciones de rechazo hacia sustancias propias del cuerpo. En las alergias del tipo II (tipo daños celulares) se deben evitar los alérgenos y aplicar otras medidas generales.

Alergia de tipo III: tipo retardado

En el tipo retardado (por ejemplo alergia a esporas de hongos) existe un tiempo de por lo menos seis horas entre el contacto con el antígeno y la aparición de los síntomas en el cuerpo. Los anticuerpos presentes en las reacciones alérgicas de tipo retardado reaccionan con el antígeno, formando complejos insolubles que son precipitados, o sea, no están libres en la sangre. Estos complejos se depositan en los vasos de ciertos órganos, sobre todo en el riñón, en las paredes interiores del corazón o en las articulaciones. A causa de estos depósitos, los vasos se estrechan y se pueden presentar oclusiones.

Cuando en el tipo retardado existen antígenos en exceso, se forman también conexiones antígeno-anticuerpo que circulan libremente (inmunocomplejos), que provocan cambios en ciertas proteínas dentro del flujo sanguíneo. Los efectos dañinos para las células son los mismos que en el tipo II (daño celular). El exceso de antígenos causa también la formación de quimiocinas que tienen los mismos efectos de la histamina. Las quimiocinas pueden aparecer también en las alergias de tipo I (tipo inmediato). Como síntomas pueden presentarse, ademas, picazón, enrojecimiento e inflamaciones en las pequeñas arterias y venas.

> **La enfermedad del suero (alergia de tipo III)**
> La enfermedad del suero se presenta sobre todo en las alergias a medicamentos. Son típicas las inflamaciones de riñones y arterias desencadenadas por depósitos de inmunocomplejos en los riñones y venas. Esta enfermedad del suero se presentaba con frecuencia cuando las enfermedades infecciosas se trataban con una inmunización pasiva, o sea, por medio de sueros animales.

Alergia de tipo IV: tipo tardío

En las alergias de tipo tardío (por ejemplo, eccema de contacto, test cutáneo de tuberculosis, alergias a los medicamentos) hay por lo menos 24 horas, a veces hasta 48 o 72 horas, entre el contacto con el antígeno y la aparición de los síntomas. En este tipo de alergia, todos los anticuerpos están fijamente vinculados con los leucocitos. En la mayoría de los casos, la alergia es provocada por el contacto de antígenos con la piel. Después de este contacto, los antígenos entran por ciertas células de la piel al organismo. Los antígenos reaccionan con los leucocitos que llevan anticuerpos y eso provoca la liberación de sustancias que causan la inflamación. Estas sustancias atraen otros leucocitos cuyos productos de secreción y desintegración provocan, después de 24 a 48 horas, las reacciones inflamatorias de la piel (eccema de contacto).

Otras causas de reacciones alérgicas de tipo IV son, por ejemplo, el rechazo de trasplantes o las reacciones autoinmunes (reacciones alérgicas a sustancias propias del cuerpo).

Como la reacción en este tipo aparece muy tarde, el diagnóstico es más complicado que en las reacciones de tipo I.

Clasificación según las posibilidades de contacto

Existen otras formas de clasificar las alergias. Mientras en la medicina se clasifican según las reacciones patológicas —o enfermizas— del sistema inmunológico, en la vida cotidiana del "ciudadano normal", las alergias se clasifican por las vías de contacto de los diferentes alérgenos.

De esta manera se pueden diferenciar las siguientes formas de alergias:

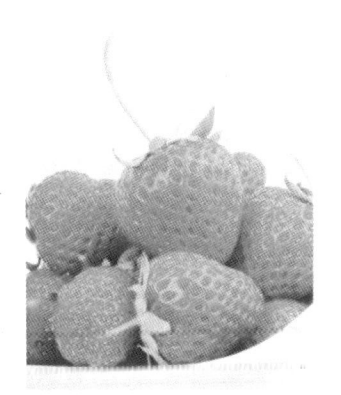

- Alergia por inhalación: por inhalar alérgenos en forma de polvo, por ejemplo, polen o ácaro
- Alergia a los alimentos: por ingerir alimentos que contengan alérgenos como, por ejemplo, fresas, mariscos o conservas.
- Alergia a medicamentos: como reacción a ciertos medicamentos, independiente de su forma de aplicación, sea como pastilla, supositorio o infusión. El alérgeno más común es la penicilina
- Alergia al veneno de insectos: después de picaduras de insectos (abejas o avispas)
- Alergia parasitaria o microbiana: provocada por parásitos como, por ejemplo, lombrices, o también por infecciones con virus o bacterias
- Alergia de contacto: provocada por el contacto cutáneo con alérgenos como, por ejemplo, níquel o ciertos cosméticos

Los síntomas

Las molestias de las reacciones alérgicas duran mientras los alérgenos se encuentren en el organismo. Estas dependen del tipo de reacción y no del alérgeno. El tipo de reacción define el tiempo de aparición de los síntomas. En principio, todas las reacciones alérgicas pueden causar tanto molestias locales como generales, dependiendo de dónde se encuentran los alérgenos: en el lugar de contacto o en el flujo sanguíneo.

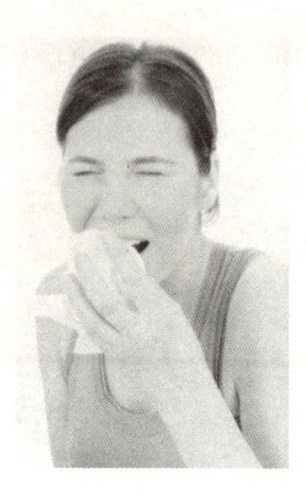

Los síntomas locales aparecen, en general, en el lugar del contacto con el alérgeno. Por ejemplo:

- En la mucosa de las vías respiratorias, con estornudos, rinitis o ahogo
- En la mucosa del aparato gastrointestinal, con vómito o diarrea
- En la piel, con urticaria o brotes.

Los síntomas generales, en el marco de reacciones alérgicas, afectan sobre todo el sistema cardiocirculatorio, con aceleración de la frecuencia cardíaca y disminución de la presión sanguínea. La forma más grave de una reacción alérgica provocada por anticuerpos de tipo I es el shock anafiláctico, que afecta en la mayoría de los casos varios sistemas de órganos al mismo tiempo y puede provocar en pocos minutos la muerte del paciente. Se conocen casos de personas que fallecieron después de la picadura de una avispa debido a un shock anafiláctico.

También se incluyen, en el contexto de alergias, el cansancio permanente, dolor de cabeza y migraña, arritmia cardiaca y problemas de circulación, irregularidades en el sistema nervioso y neuralgias, tics nerviosos y calambres musculares, trastornos del nervio gustativo, olfato u oído, zumbidos en los oídos y vértigo, trastornos respiratorios como rinitis crónica, carraspeo permanente o tos crónica, así como trastornos crónicos del aparato digestivo, de la vesícula o la mucosa vaginal. Aparte de las molestias físicas, aumentan también los síntomas psíquicos de las alergias. Entre estos cuenta una hipersensibilidad a todos los estímulos exteriores, lo que pone nerviosos y agresivos a los afectados, produce inexplicables cambios de humor y hasta depresiones, problemas de concentración y falta de memoria, así como cansancio mental y físico.

¿Qué pasa en el cuerpo?

Los síntomas característicos de una reacción alérgica de tipo inmediato dependen del número de células y de la cantidad de histamina producida. Como existe un gran número de estos mastocitos en las mucosas de las vías respiratorias y del pulmón, los síntomas se manifiestan sobre todo en estas partes. A los pocos minutos después del contacto con los alérgenos, aparece una inflamación o enrojecimiento de las mucosas nasales y de los bronquios, así como un aumento en la producción de mucosa. Inmediatamente se presentan fuertes estornudos, problemas respiratorios y picazón en la nariz y en la conjuntiva del ojo (conjuntivitis).

Las reacciones alérgicas a ciertas clases de polen se repiten cada año en una temporada determinada. Además, cada inflamación alérgica puede provocar cambios estructurales en el tejido afectado. Se desarrolla una hipersensibilidad de la mucosa, que pierde poco a poco su capacidad de defenderse de sustancias extrañas. Como consecuencias de una alergia se producen diferentes sustancias que provocan cambios en las propias células del cuerpo. Pero estas células y conjuntos de células transformadas estimulan mecanismos de reparación dentro del cuerpo, que cumplen con su tarea en el lugar del trauma. En el caso de una herida, por ejemplo, tienen que estrechar la vena para limitar la hemorragia. Ellas atraen los fibroblastos que forman una red sobre la herida y ayudan a cerrarla. Si aparecen mecanismos similares después de una reacción inflamatoria, sin la presencia de una herida, estas nuevas células que forman un entramado son molestas y evitan la normal restauración del estado original de las células.

¿Cuáles órganos pueden ser afectados?

Mientras algunos alérgicos solo sufren molestias menores, otros padecen mayores daños en su salud. Los síntomas de las alergias son tan variados como las sustancias que las provocan, desde leves ganas de estornudar hasta un colapso del sistema circulatorio con un inminente peligro para la vida.

Las alergias más conocidas son la rinitis alérgica primaveral (fiebre del heno) y la urticaria. Pero aparte de las vías respiratorias y la piel, existen otras áreas del cuerpo que pueden ser afectadas por una alergia.

Estos son los sistemas que pueden afectarse:

- **Ojos**: conjuntivitis, inflamación de los párpados.
- **Vías respiratorias**: ganas de estornudar, rinitis estacional o permanente, inflamación en las vías respiratorias o broncoespasmos, asfixia.
- **Aparato gastrointestinal**: mareo, diarrea, inflamación de la mucosa del estómago.
- **Piel**: urticaria, inflamación (angioedema o edema de Quincke), eccemas, neurodermatitis.
- **Sistema nervioso central:** fiebre, migraña, depresión, cansancio permanente.
- **Articulaciones**: inflamación de las articulaciones (síntomas reumáticos).
- **Sistema cardiovascular**: colapso circulatorio.

Los síntomas característicos de la fiebre del heno

La picazón en los ojos y el aumento en la producción de lágrimas durante una alergia al polen son, en la mayoría de los casos, consecuencia de una conjuntivitis alérgica. Eso causa, con frecuencia, enrojecimiento e inflamación de la conjuntiva.

La nariz reacciona también con picazón y estornudos continuos. Se produce secreción nasal clara y líquida en grandes cantidades, por lo que se gastan muchos pañuelos. La inflamación de la mucosa puede dificultar la ventilación de los senos nasales, lo que provoca una dolorosa inflamación de estos. Como se ventila también el oído medio por el espacio nasofaríngeo, la redirección de este canal de ventilación puede causar una sensación de presión y hasta la disminución de la capacidad auditiva.

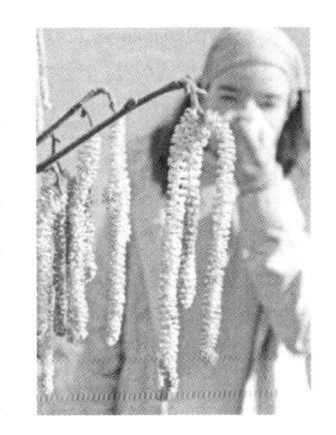

En el caso del asma, también se afectan los bronquios. Para los alérgicos al polen es supremamente desagradable y hasta fatal. Un diagnóstico temprano y un adecuado tratamiento son muy importantes. Son características del ataque de asma la tos repentina y la sibilancia durante la exhalación, provocadas por el estrechamiento espasmódico de los bronquios. La producción exagerada de la secreción bronquial, así como la inflamación de la mucosa, dificultan aún más el flujo del aire en las vías respiratorias, ya de por sí contraídas.

Las molestias características en los ojos

Casi todos los pacientes que sufren la fiebre del heno conocen los desagradables síntomas alérgicos en los párpados y la conjuntiva.

Estos síntomas pueden aparecer de diferentes maneras y en múltiples manifestaciones.

La tendencia general del cuerpo a reaccionar de forma alérgica se expresa, en la mayoría de los casos, en la mucosa nasal y las vías respiratorias o en la piel. Las reacciones en el ojo son efectos secundarios especialmente molestos. Una reacción inflamatoria de la piel (eccema) puede afectar también a los párpados, lo mismo se observa en algunos pacientes con neurodermatitis. Si la reacción alérgica del cuerpo se expresa como urticaria con fuerte picazón, estos molestos síntomas pueden afectar también los bordes de los párpados o la conjuntiva. Se reconoce también la afección de los párpados cuando existe una retención de líquidos en el tejido (edema alérgico). La piel alrededor de los ojos es supremamente sensible y, en el contexto de una inflamación alérgica, allí se deposita con frecuencia el líquido, lo que provoca una fuerte inflamación en uno o ambos ojos.

La conjuntiva

La conjuntiva cubre el globo ocular y el interior de los párpados. Esta cobertura del ojo es muy sensible y reacciona rápidamente a las sustancias que causan la inflamación. Con frecuencia, se trata de polen u otros alérgenos externos. Pero también es posible que una alta concentración de histamina y de sustancias inflamatorias propias del cuerpo provoquen un daño transitorio en la conjuntiva.

En la mayoría de los casos, los alérgenos entran desde afuera a la conjuntiva. Se trata de polen, de hierbas, árboles o arbustos. A algunos pacientes también los afectan sustancias de medicamentos en gotas o pomadas para los ojos. Y no hay que olvidar los cosméticos para la limpieza y el cuidado de la piel. Aunque la mayoría están probados contra alergias, sin embargo en algunos casos aparecen inflamaciones alérgicas. La causa de las molestias en los ojos se puede determinar relativamente fácil cuando surgen al mismo tiempo de una rinitis alérgica y se presentan regularmente en ciertas temporadas. En los pacientes con fiebre del heno, la afección de los ojos es casi normal. En el caso de la alergia al pelo de las mascotas, estas molestias pueden permanecer durante todo el año.

> **Los síntomas**
>
> Los siguientes síntomas son característicos en una afección alérgica de los ojos:
>
> - Ardor y una fuerte picazón en los bordes de los párpados y en la conjuntiva.
>
> - Fuerte producción de lágrimas, hipersensibilidad dolorosa a la luz.
>
> - Inflamación marcada de la conjuntiva.
>
> La inflamación de los párpados y de la conjuntiva, así como el enrojecimiento, aumentan también al frotarse los ojos desfrenadamente.

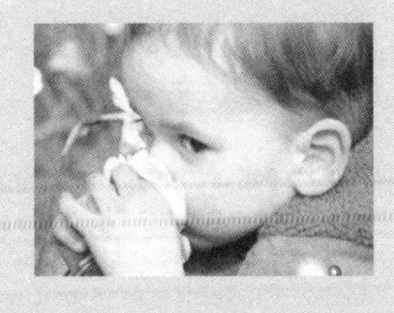

La terapia

Para el tratamiento de una reacción alérgica de los ojos valen, en principio, las mismas medidas que para las demás alergias. Se debe buscar e identificar la causa. Los síntomas alérgicos agudos y muy desagradables en los párpados se pueden atenuar con gotas que ayudan a desinflamarlos. Mientras algunas gotas solo se aplican por un corto tiempo, otras sirven para la prevención, limitando la reacción alérgica y las molestias.

En el caso de molestias más fuertes, se recomienda un antihistamínico en forma de tabletas. A diferencia de los antihistamínicos más antiguos, los modernos tienen la ventaja de que no producen tanto cansancio en el paciente. ¡Esto es, sobre todo, importante si conduce!

En casos muy graves, se puede también pensar en la aplicación local de medicamentos que contienen cortisona. Pero esta terapia solo se debería usar consultando a un experto alergólogo o a un oftalmólogo.

La picazón

Una de las sensaciones más desagradable es la picazón. Las personas que sufren de una picazón crónica no pueden evitar rascarse o frotarse, aunque se lo propongan firmemente. En la mayoría de los casos, esta molesta sensación aparece en la piel, pero también en la mucosa de los ojos, el ano o los órganos genitales pueden picar fuertemente durante una infección con hongos, bacterias o virus y, sobre todo, a causa de una reacción alérgica. Las ganas insoportables de rascarse causan una irritación adicional de la piel o mucosa y dejan, con frecuencia, heridas en la superficie de la piel.

A diferencia del dolor, que también cuenta entre los síntomas que se perciben de manera subjetiva y que se pueden tratar muy bien con medicamentos, todavía no se sabe mucho sobre el desarrollo y el tratamiento de la picazón.

¿Por qué pica?
La picazón tiene las causas más variadas:

- Reacciones alérgicas de la piel
- Dermatosis causada por el trabajo
- Piel extremadamente seca
- Nódulos en la piel
- Vesículas en la epidermis
- Picaduras de insectos
- Heridas sanándose
- Psoriasis
- Infecciones
- Quemaduras leves

Las causas

Casi todo puede causar una picazón; hasta existe la expresión "picazón sine materia": no se ve nada y sin embargo pica la piel. Es muy difícil describir la calidad de la picazón, porque es una sensación muy subjetiva. Pocas personas pueden describir precisamente si se trata de una sensación punzante, si se siente un hormigueo, si es dolorosa o si es leve, media o grave. Se ha investigado poco sobre cuáles factores causan finalmente la picazón. Lo seguro es que la histamina está involucrada en este fenómeno. También algunos otros transmisores actúan como factores desencadenantes o *trigger* (aumentando el efecto).

Se sabe también que, aparte de la histamina, se encuentra una cantidad aumentada de ciertas células inmunológicas y proteínas biógenas, llamada sustancia P, en las regiones de la piel que pican. Esta sustancia tiene un efecto sobre ciertas fibras nerviosas, responsables de la transmisión de la sensación del dolor. Por eso es posible bloquear prácticamente la vía nerviosa por medio de un impulso doloroso, como un fuerte pellizco, y disminuir de esta manera la percepción subjetiva de la picazón.

Las molestias características de una alergia cruzada

De enero a marzo florecen los árboles de aliso, los arbustos de nochizo y el sauce, que son los primeros en hacerlo. Desde mayo hasta agosto es la temporada en la que todas las hierbas y cereales liberan su polen, así como otros árboles. En los meses de septiembre y octubre todavía se encuentra el polen de algunas flores y hierbas, como por ejemplo la artemisa, pero también de árboles como el abedul, el roble, el pino y el tilo, que contribuyen a la contaminación general con polen, la que apenas disminuye en los últimos dos meses del año.

La mayoría de los alérgicos al polen reaccionan solo en cierta temporada. Sin embargo, siempre tienen que contar también con una alergia cruzada, sin importar si son las plantas que florecen temprano en el año las que provocan picazón en la nariz, rinitis con mucha secreción y picazón en los ojos enrojecidos y llorosos; o si las hierbas y cereales en pleno verano tienen la culpa o el sufrimiento es causado por los árboles que florecen en otoño.

¿Qué es una alergia cruzada?

Alergia cruzada significa que de una alergia existente a una sustancia se puede desarrollar otra alergia a una sustancia similar. Esta reacción se puede presentar en todas las formas de alergias (por ejemplo al polen o medicamentos).

De esta manera, una alergia cruzada puede presentarse ante diversas clases de polen. Cuando ya existe una alergia al polen de las hierbas, los mismos anticuerpos que reconocen este polen reaccionan también con el polen de plantas parecidas como, por ejemplo, de cereales. Cuando las sustancias que provocan la alergia cruzada se encuentran en alimentos, puede desarrollarse una alergia a los alimentos como consecuencia de una alergia al polen.

Alergias cruzadas

Cuando ya existe una alergia, puede surgir otra a una sustancia de estructura similar. Si las sustancias que provocan la alergia cruzada se encuentran en alimentos, puede desarrollarse una alergia a los alimentos como consecuencia de una alergia al polen. Esta alergia a los alimentos, asociada al polen, es típica en los alérgicos al polen de árboles o de artemisa.

Ejemplos:

Alergia a polen de árboles ⟶ abedules, alisos, avellanos.

Alergia cruzada ⟶ manzana, pera, durazno, cereza, nueces, kiwi, apio.

Alergia a la artemisa ⟶ artemisa.

Alergia cruzada ⟶ hierbas de cocina, apio crudo, condimentos (anís, cilantro, canela).

La alergia a los alimentos asociada al polen afecta normalmente a los alérgicos al polen de árboles y de artemisa. La alergia cruzada se explica más fácil mediante ejemplos.

Ejemplo 1: si hay una alergia al polen de abedul, en la mayoría de los casos existe también una al polen de árboles similares (por ejemplo, aliso, roble, avellano, etc.). El sistema inmunológico también reconoce la misma estructura de proteína en los frutos del avellano, las avellanas.

Ejemplo 2: si existe una alergia a la artemisa (que pertenece a las hierbas), también se presenta alergia a otras hierbas que se usan como condimentos. Pero también hay excepciones: aunque la actividad cruzada entre polen de hierbas y de cereales se puede experimentar en el laboratorio, normalmente no lleva a síntomas de una alergia a los alimentos a las harinas o sus derivados.

Los síntomas

Muchos alérgicos reaccionan inmediatamente después de ingerir manzanas, duraznos o nueces con picazón en los labios, molestias en la garganta o síntomas parecidos. En algunos casos, se reportan reacciones alérgicas que tienen como consecuencia una picazón en todo el cuerpo o hasta un shock anafiláctico. La causa son alérgenos en las frutas que entran en la sangre y se reparten en todo el cuerpo por esta vía.

A estas frutas reaccionan sobre todo los alérgicos al polen de plantas que florecen temprano en el año (abedules, alisos o avellanos).

Aquellos alérgicos que desarrollan fiebre del heno en los meses de verano y reaccionan al polen de hierbas, también sufren reacciones alérgicas a diferentes condimentos. Si, por ejemplo, la artemisa suministra el alérgeno de polen que provoca la alergia, se debe tener cuidado con el consumo de apio, zanahorias, pimentón o ajo, así como de condimentos como pimienta, anís, curry o canela. Si la temporada de alergia con sus síntomas de rinitis crónica o asfixia está marcada por la estación en la que florece el centeno u otros cereales, se puede presentar una alergia cruzada a harinas o productos hechos con estas y a derivados de la soya o el maní.

No es tan difícil de imaginar que un alérgico al polen de flores desarrolle también síntomas alérgicos por el contacto con ciertos alimentos. Esto se explica por la cercanía botánica entre el polen y las frutas. Además, los alérgenos que se esconden en frutas, condimentos o nueces son similares a los que provocan la alergia al polen.

Los síntomas característicos de una alergia a los alimentos

Los síntomas de una alergia a los alimentos son muy variados. Sus consecuencias y manifestaciones cambian de un paciente a otro. Los síntomas más importantes son:

- Ojos lagrimosos y con picazón
- Rinitis con mucha secreción
- Enrojecimiento como manchas o pústulas (urticaria)
- Fuerte picazón sin razón aparente
- Inflamación de la mucosa bucal (edema de Quincke), que aparece súbitamente y puede causar asfixia
- Ataques de asfixia, parecidos al asma
- Vértigo, cansancio, debilidad y migraña
- Flatulencia, dolor de estómago, mareo y ganas de vomitar
- Diarrea con calambres

El shock anafiláctico

El shock anafiláctico es la reacción más fuerte de tipo inmediato. Se afectan varios órganos o hasta el cuerpo entero. Un shock anafiláctico puede ser fatal porque la circulación sanguínea colapsa en pocos minutos. Muchos alérgicos al veneno de insectos están expuestos todo el verano a un shock anafiláctico y por eso siempre deben portar sus medicamentos.

Debido al shock ocurre una dilatación de las venas y, como consecuencia, la caída de la presión con una circulación insuficiente en órganos como el cerebro, el corazón o los riñones. Sin ayuda médica, eso puede provocar un colapso y terminar con la muerte. Mientras más rápido aparecen las reacciones alérgicas después del primer contacto con el alérgeno, aparentemente son más graves las complicaciones. Los afectados deben acudir inmediatamente a la clínica. Por eso es tan importante fijarse en los primeros síntomas.

La primera señal es, con frecuencia, un ardor en o debajo de la lengua y en la boca. Después aparece una picazón y una sensación de calor. Estos síntomas aparecen también en las manos y los pies. En seguida se desarrolla:

- Enrojecimiento
- Picazón
- Ronchas
- Edemas
- La circulación colapsa

Estos síntomas exteriores son acompañados por:

- Sensación creciente de pánico
- Contracción de las vías respiratorias
- Náuseas y vómito
- Calambres
- Caída de la tensión
- Palpitaciones
- Debilidad
- Expulsión de materia fecal u orina
- Pérdida de consciencia

Las causas

La causa del shock es una reacción perturbada del sistema inmunológico ante la sustancia extraña. Después del primer contacto, el afectado no muestra ningún síntoma reconocible, pues se desarrolla una "sensibilización alérgica". Solo en el segundo contacto con el alérgeno el cuerpo responde con una reacción alérgica. Esto sucede así debido a la "memoria" de por vida que el sistema inmunológico conserva en ciertas células de defensa.

En la mayoría de los casos, la causa es una sustancia (alérgeno) que entra directamente en el flujo sanguíneo. Estas sustancias se encuentran sobre todo en estos tres ámbitos:

- Medicamentos: en este grupo, los desencadenantes más comunes son antibióticos, remedios contra el reumatismo, extractos de órganos, contrastantes de rayos X, extractos de alérgenos para pruebas en la piel (test cutáneo), sustancias que sustituyan la sangre, la sangre misma y sus derivados.
- Venenos de animales: veneno de avispas, abejas, avispones, abejorros, hormigas y otros similares.
- Alimentos: los detonantes más frecuentes son huevos, leche, nueces, mariscos y pescado.

El shock anafiláctico ocurre inmediatamente (a los pocos minutos) después del contacto con el desencadenante, por ejemplo una picadura de abejas.

Después de la ingesta de medicamentos o alimentos, en los que el cuerpo primero debe descomponer los productos que desencadenan la alergia, esta puede desarrollarse en un lapso de varias horas y la sintomática del shock aparece más tarde y lentamente. Pero estas reacciones no son muy frecuentes.

El tratamiento

Por supuesto es importante que se reaccione rápidamente. El cuerpo del afectado se debe acostar boca arriba, con la cabeza y el torso un poco más abajo que las piernas para que la sangre no se estanque en las piernas, sino que esté disponible para el cerebro y los órganos vitales. La primera medida de auxilio es reconocer el alérgeno desencadenante para evitar la entrada de más alérgenos al cuerpo.

En el caso de reacciones alérgicas después de una picadura de insectos, se debe mantener la calma y evitar acciones de pánico. Es vital llamar de inmediato a un médico de urgencias.

Ya con los primeros síntomas del inicio de un colapso, y obviamente en el caso de un shock del sistema circulatorio, se aplica adrenalina, sea por el mismo paciente con una inyección subcutánea o por el médico de urgencias, por vía intravenosa. La adrenalina sube en pocos segundos la función del sistema cardiocirculatorio. Es una hormona muy potente contra el estrés y tiene el efecto de aumentar el rendimiento del corazón y estrechar los vasos sanguíneos. Además, mejora la respiración. De esta manera se logra que el cuerpo disponga de más sangre. Como consecuencia del shock, se disminuye la cantidad de líquido en los vasos sanguíneos. Esta falta se puede equilibrar con una infusión, que ayude sobre todo a subir nuevamente la presión sanguínea. Al tiempo con la infusión, se aplica cortisona. Eso limita la reacción de inflamación en el cuerpo.

> **¡Peligro de muerte!**
> Aunque solo se presenten los primeros síntomas, usted debe acudir inmediatamente a un médico o, en casos graves, llamar al médico de urgencias. Otro contacto con la sustancia alérgena puede ser fatal.

Un shock anafiláctico siempre debe ser tratado individualmente. El tratamiento depende de la gravedad de la reacción. Por eso las medidas pueden ser diferentes.

Primeros auxilios en niños

- ¡Llamar inmediatamente al médico de urgencias!
- Acostar el niño con las piernas elevadas (posición de shock); en caso de asfixia, elevar el torso.
- Calmar al niño, mantenerlo bien abrigado y no dejarlo solo hasta que llegue el médico de urgencias.
- Si tiene algún medicamento a la mano, como un espray contra el asma, úselo.
- Existe un kit de emergencias muy efectivo: gotas antihistamínicas, jarabe de cortisona y una jeringa preparada con adrenalina para que hasta una persona inexperta pueda aplicar la inyección. Todo esto debería ser llevado consigo por las personas (también los niños) que alguna vez han sufrido una fuerte reacción alérgica. Sobre todo a los alérgicos al veneno de insectos, este kit les puede salvar la vida, pues las picaduras ocurren con frecuencia en el campo y lejos de cualquier posibilidad de una rápida ayuda médica.

La prevención (profilaxis)

Un detallado test de alergia debe aclarar la causa para el incidente. En el caso de una alergia al veneno de insectos, se debería optar por un tratamiento de hiposensibilización para prevenir otros eventos de shock. En el caso de alergias contra medicamentos y alimentos, la profilaxis más eficiente es evitarlos. Los pacientes con una alergia al veneno de insectos que no quieren (o no deben) vacunarse, así como los pacientes con alergias a alimentos comunes (por ejemplo condimentos), deberían estar siempre equipados con el kit de emergencia para poder tratarse a sí mismos, si es el caso.

Reacciones no alérgicas de hipersensibilidad

Los síntomas alérgicos también pueden ser provocados por reacciones de hipersensibilidad sin involucrar el sistema inmunológico. Se distinguen tres formas diferentes:

- Pseudoalergia (del griego *pseudos* = mentira, engaño)
- Reacciones de intolerancia (del latín *intolerantia* = intolerabilidad)
- Idiosincrasia (del griego *idios* = singular, y *synkrasis* = mezcla)

La pseudoalergia
Erupciones cutáneas, formación de ronchas, rinitis, ataques de asma, son típicos indicios de reacciones alérgicas. Pero estos síntomas no siempre son causados por una alergia. En estos casos se habla de una reacción similar a una alergia o "pseudoalergia".

Aquí no está involucrado el sistema inmunológico.

En los casos de una "verdadera" alergia, el cuadro clínico está basado en una función errática del sistema inmunológico. En el caso de una pseudoalergia, el mecanismo es más directo. Por ejemplo, no se necesita una sensibilización, como ocurre en las alergias.

De la diferencia entre las pseudoalergias y las "verdaderas" alergias no se infiere que los alérgicos estén enfermos y los otros no. Las pseudoalergias no son alergias que existen solo en la imaginación, pues son igual de graves que las verdaderas alergias. Los afectados sufren igual, aunque sus reacciones no dependan del sistema inmunológico.

Básicamente, existen diferentes sustancias que llevan al desencadenamiento de enfermedades pseudoalérgicas:

- Algunos alimentos contienen histamina libre. Entre estos están, por ejemplo, ciertas clases de pescado, como el atún, la macarela ahumada y las anchoas. Durante la digestión, la histamina entra al cuerpo a través de la mucosa del colon y causa el mismo efecto producido por los mastocitos a consecuencia de una reacción antígeno-anticuerpos. Los afectados sufren, igual que en el caso de una "verdadera" alergia, picazón, urticaria, dolores de estómago, náuseas, diarrea y dolor de cabeza. Si el pescado está mal almacenado o vencido, el contenido de la histamina puede subir hasta un nivel que pone en peligro la vida.

- Otras sustancias, como diversas lectinas, provocan una liberación directa de la histamina en los mastocitos. Las lectinas se encuentran, sobre todo, en las verduras, frutas y cereales. De esta manera, las fresas o la soya pueden desencadenar pseudoalergias.
- Además, ciertos aditivos alimenticios, como por ejemplo el ácido benzoico, libera sustancias que atraen a los fagocitos. Por medio de este mecanismo cambian los tejidos cercanos y surge un cuadro clínico alérgico.

Las diferencias con las alergias "verdaderas" son determinantes para el tratamiento. Aunque los cuadros clínicos de las pseudoalergias se parecen a los de las alergias de tipo I, en los exámenes no aparece un elevado nivel de anticuerpos IgE. Eso es una diferencia muy importante y comprueba que el sistema inmunológico no está involucrado. Otra característica es, como lo hemos mencionado arriba, que en los casos de pseudoalergias no se necesita una sensibilización, como es típico para las alergias de tipo I. Los síntomas aparecen desde el primer contacto con el alérgeno. En las pseudoalergias, la gravedad de la reacción depende de la cantidad de la sustancia desencadenante. Cantidades menores llevan a molestias menos marcadas. Esto también difiere en la "verdaderas" alergias, donde los síntomas son causados por una mínima cantidad del alérgeno.

La reacción de intolerancia

Otra forma de reacción es la de intolerancia. En personas con intolerancia a ciertas sustancias, las más mínima dosis provoca una reacción tóxica, como por ejemplo en el caso de una intolerancia al disacárido: la menor cantidad de esta azúcar causa fuertes diarreas. Esta intolerancia es ocasionada por una falta de enzimas que descomponen el disacárido, sea por herencia o por adquisición. Las reacciones de intolerancia causadas por una falta de enzimas puede llevar a una hemólisis (desintegración de eritrocitos) y confundirse con reacciones de tipo II.

La idiosincrasia

La hipersensibilidad innata a ciertas sustancias que provocan fuertes reacciones hasta en pequeñas cantidades, se llama idiosincrasia. En el caso de una idiosincrasia, medicamentos inofensivos (ácido salicílico o Aspirina) pueden causar asma bronquial. Otro ejemplo es el favismo (del italiano *fava* = haba), que es genético, se presenta después de la ingestión de habas y se manifiesta como anemia hemolítica que puede llegar causar la muerte.

El diagnóstico

En el diagnóstico de enfermedades alérgicas existe el problema específico de que los síntomas alérgicos de la enfermedad pueden ser causados por un sinnúmero de sustancias. Debido a la cantidad de alérgenos, el dermatólogo debe practicar diferentes test de alergias para determinar el alérgeno desencadenante en cada caso. Por eso, la diagnosis de las alergias está clasificada en cuatro niveles que vamos a explicar a continuación.

La anamnesis

Por medio de una conversación entre el paciente y el médico, se debe limitar el número de posibles alérgenos según ciertas características.

Según la historia clínica de alergias del paciente ya se pueden deducir valiosos indicios con referencia al probable alérgeno desencadenante. Además, debe tenerse en cuenta el entorno de la casa y del trabajo, las costumbres de vida y alimentación así como, por los menos, una evaluación aproximada del ambiente psicosocial del paciente. Sobre todo hay que fijarse en las relaciones entre los síntomas alérgicos y posibles alérgenos que el paciente mismo ya había observado, así como con las condiciones domésticas y laborales. El comienzo de la enfermedad (también ciertas "señales") y los indicios sobre el contacto primario, o sea el primer contacto con el alérgeno, son importantes.

Las pruebas cutáneas

Las diferentes pruebas sobre la piel que se usan hoy en día son el fundamento de la diagnosis para alergias. En este test se aplican muestras de diferentes sustancias (posibles alérgenos) sobre la piel y se observa si aparecen reacciones alérgicas en este lugar (como pústulas o ronchas). El principio básico del proceso diagnóstico es la exposición de la piel a los posibles alérgenos. Si la piel reacciona a una determinada sustancia con una ampolla (roncha), enrojecimiento y/o picazón, la sustancia alérgeno se puede determinar claramente.

Dependiendo del objetivo de la diagnosis, el médico se puede limitar a probar solamente los alérgenos sospechosos según la entrevista con el paciente. Esto se llama test de confirmación. En la mayoría de los casos se realiza una diagnosis de búsqueda, en la que se busca cubrir en una sola sesión un amplio espectro de alérgenos, aplicando extractos de ciertos grupos de estas sustancias.

En principio se distinguen cinco diferentes procedimientos de pruebas cuya meta es limitar la gran variedad de causantes. Evaluando la reacción, se determina el alérgeno causante.

> **¡Advertencia importante!**
>
> Las pruebas cutáneas llevan a resultados falsos cuando se ingiere, al mismo tiempo, antihistamínicos o cortisona. Por esta razón, los antihistamínicos deberían evitarse por lo menos unos cinco días antes de las pruebas programadas.

El test de Prick

El test de Prick sirve como examen de rutina para determinar si ciertas sustancias son responsables de causar una alergia. En esta prueba se aplican gotas de diferentes extractos de alérgenos sobre el antebrazo y después se perfora la piel con pequeñas agujas (lancetas). El alérgeno penetra hasta los vasos sanguíneos de la epidermis y entra en contacto con los mastocitos que se encuentren allí. La reacción alérgica (una reacción tipo I) se desencadena por las mismas sustancias y células del sistema inmunológico que están involucrados siempre, pero únicamente se limita a la piel (enrojecimiento, ronchas).

¿Cómo se desarrolla el examen?

Primero se aplica en la piel una gota de cada alérgeno, después se perfora la piel debajo de cada gota con una "lanceta". Se perfora solo la epidermis para que el extracto de prueba pueda penetrar.

Como comparación se aplican gotas de histamina, el "mensajero químico" que libera los mastocitos durante una reacción alérgica. Este proceso se llama control positivo y debe provocar ronchas. Como control adicional se aplican gotas de suero fisiológico, el control negativo, que no debería causar ronchas. Si en personas muy sensibles aparecen, sin embargo, ronchas, es señal de que la piel está extremadamente irritable. En este caso, las reacciones positivas de un típico alérgeno ya no tienen valor informativo.

Cuando la solución de prueba provoca un enrojecimiento y una formación de ronchas que, por lo menos, tiene la mitad del tamaño que la de la histamina, esa reacción se considera positiva. Las reacciones positivas indican que el paciente es sensible a estas sustancias. Se pueden necesitar otros exámenes (test cutáneo, test de inhalación o de sangre, etc.) para confirmar que estas sustancias de verdad son las causantes de la alergia. Durante un test de Prick, entre 25 y 30% de personas jóvenes muestran reacciones positivas en la piel sin tener síntomas alérgicos.

Es más fácil evaluar reacciones negativas en un test de Prick. El paciente no muestra una sensibilidad exagerada a estas sustancias. De esta manera, estas sustancias se pueden descartar como causantes de una alergia.

Normalmente, en el lugar de la perforación se desarrolla una picazón. Durante los primeros 30 minutos se siente más fuerte y disminuye después. Contra esta picazón, ayuda una pomada antihistamínica.

Posibles reacciones alérgicas que afectan al organismo entero son muy raras en esta clase de pruebas y aparecen durante los primeros 30 minutos, cuando todavía hay ayuda médica disponible. En una prueba positiva de Prick aparecen ronchas y enrojecimiento. Esta prueba es la más frecuente para tests en la piel y existen extractos preparados para los alérgenos más comunes. El valor informativo es muy bueno para polen, ácaros y ciertos alimentos como huevos y pescado; pero para otros alérgenos como, por ejemplo, frutas, verduras y carne, el valor informativo a base de los extractos alérgenos comerciales solo es muy bajo. En estos casos, cuando hay sospecha de una alergia a estos alimentos, se recomienda usar directamente cada alimento fresco, por ejemplo el apio, para el test.

Cualquier resultado solo tiene sentido en relación con la exposición detallada sobre las reacciones que el paciente mismo ha observado. Como ya hemos mencionado, las reacciones positivas en este test no significan necesariamente una alergia a esta sustancia.

Alérgenos en la prueba de Prick

La prueba de Prick puede abarcar, por ejemplo, los siguientes alérgenos:

- Polen (por ejemplo, de abedul, aliso, avellano y hierbas)
- Ácaros

- Moho y hongos
- Pelos de animales
- Alimentos (proteínas de leche, huevos y pescado, legumbres y frutas)

El test intercutáneo

En el test intercutáneo la solución de prueba se inyecta dentro de la piel. Para este test se deben utilizar exclusivamente soluciones estériles de alérgenos que se inyectan directamente en la piel con una jeringa de aguja muy delgada. Aquí también sirve la solución de histamina como control positivo y el suero fisiológico como control negativo. La respectiva reacción se anota. La prueba intercutánea es unas mil veces más sensible que la prueba de Prick, pero muestra con más frecuencia falsos resultados positivos, sobre todo en el caso de los alérgicos a los alimentos. Además, esta prueba es más peligrosa ya que puede provocar más síntomas alérgicos generales. Se aplica sobre todo en los llamados alérgenos débiles, como moho o sustancias parecidas.

La prueba de Scratch

Esta prueba se desarrolla en orden inverso a la prueba de Prick: esto es, primero se rasguña la piel y después se aplica la solución. Debido a la irritación de la piel, esta prueba no siempre es clara y hoy en día ha perdido importancia.

La prueba de fricción

El alérgeno, o sea el material de prueba natural u original, por ejemplo un alimento sospechoso como una zanahoria, se frota varias veces sobre la parte anterior del antebrazo de manera que el alérgeno entra en contacto con la piel. Esta prueba se aplica cuando existe una exagerada sensibilización del paciente. Como este test se realiza con un alérgeno natural, sirve también cuando la sustancia que provoca la alergia no existe en una presentación industrialmente preparada. En el caso de una alergia, aparecerán enrojecimiento, picazón y formación de ronchas en el lugar de contacto.

La prueba epicutánea

Esta prueba se conoce también como test de esparadrapo. Las tiritas con la sustancia alérgena se pegan en la piel (preferiblemente en la espalda) y se evalúan después de 24, 48 o 72 horas. Este test sirve, sobre todo, para la identificación de alérgenos del tipo IV porque la reacción alérgica aparece mucho más tarde. Por medio de la prueba epicutánea se examinan sobre todo eccemas alérgicos de contacto, como intolerancias al níquel (joyas de fantasía), cobalto, cosméticos o fragancias.

Según la reacción de la piel en las partes donde se ha aplicado el material de prueba, se verifica si el afectado reacciona alérgicamente al contacto con estas sustancias o no. En detalle:

- Cuando la piel sigue normal, no existe una alergia.
- Cuando está ligeramente enrojecida, existe una alergia de contacto muy débil. Si la intensidad de la reacción es mayor es una alergia de contacto fuerte.
- Si se presenta una inflamación con ampollas y secreción, se trata de una reacción tóxica de contacto (no alérgica, sino causada directamente por el efecto químico de la sustancia).

Con la prueba epicutánea se puede examinar un número relativamente grande de alérgenos al mismo tiempo. Los alérgenos de contacto más frecuentes se encuentran en curitas prefabricadas con una serie estándar de sustancias. Los médicos que practican las pruebas epicutáneas tienen estas curitas disponibles en su consultorio. Para casos específicos de ciertas profesiones (como, por ejemplo, peluqueros o panaderos) existen series especiales.

Los exámenes de laboratorio

Entre las pruebas de laboratorio, la más frecuente es el análisis de sangre, en el que se examina en las muestras la predisposición de reacción y la sensibilización específica ante ciertos alérgenos en el laboratorio. Uno de los criterios es, por ejemplo, la presencia de anticuerpos específicos de inmunoglobulina E. Los análisis de sangre sirven normalmente como confirmación de la prueba cutánea. En la sangre se pueden comprobar los anticuerpos que se formaron durante la fase de sensibilización.

¿Qué tan eficientes son los análisis de sangre?

Pruebas seguras y eficientes solo existen para la alergia del tipo inmediato (alergia tipo I, por ejemplo la fiebre del heno o el asma alérgica). En el campo de las pruebas de laboratorio existe un gran número de métodos sin valor informativo, que se ofrecen a los pacientes pero que no pagan los seguros. Estos métodos se deben evitar. El único método efectivo es la determinación de la inmunoglobulina específica (IgE), del anticuerpo responsable de las alergias de tipo I. El valor informativo de la determinación de la IgE tiene las mismas limitaciones de las pruebas cutáneas: no es posible determinar de forma exacta en la sangre la sensibilidad a alérgenos como frutas, verduras y carne. Además, debe tenerse en cuenta que cualquier resultado del análisis de sangre solo pueden comprobar una sensibilización, o sea, la disposición del cuerpo para una reacción alérgica.

Se debe examinar la importancia de cada alérgeno. De ninguna manera deberían ordenarse dietas para los niños solo a partir de la comprobación de IgE, sin que se hayan realizado otros exámenes.

Pruebas radio-inmunológicas y enzimas inmunológicas

Estas pruebas sirven para comprobar la presencia en la sangre de anticuerpos especiales que aumentan en ciertas enfermedades como, por ejemplo, asma alérgica, rinitis alérgica o neurodermatitis.

Ambas pruebas necesitan primero una muestra de sangre. En el laboratorio se realizan los siguientes pasos que siguen un patrón similar:

1. Sobre una superficie se acopla químicamente un antígeno conocido.
2. Los anticuerpos desconocidos (anticuerpos alérgicos por comprobar en el suero sanguíneo del paciente) se dejan en incubación: o sea, el portador se coloca cierto tiempo en el suero sanguíneo. En el caso positivo, se presenta un enlace entre el antígeno conocido y el anticuerpo por comprobar; en el caso negativo este enlace no se da.
3. Después se añaden anticuerpos marcados. Estos reconocen si en el primer paso se presentó un enlace (reacción positiva) o no (prueba negativa).

Las pruebas radio-inmunológicas usan anticuerpos radiactivamente marcados cuya radiactividad se mide al final. Una radiación solo se puede medir cuando en la muestra de sangre existen de verdad anticuerpos contra el antígeno. La fuerza de la radiación permite adicionalmente la evaluación del número de anticuerpos que se encuentran en el suero sanguíneo, o sea la fuerza de la reacción inmunológica del paciente.

Las pruebas de enzimas inmunológicas usan anticuerpos que están cargados con una enzima y pueden desencadenar una reacción de color. En este caso se mide la reacción de color.

En todas estas pruebas, los resultados positivos de ninguna manera significan un diagnóstico definitivo. Pero pueden confirmar una sensibilidad aumentada a ciertos alérgenos. El diagnóstico definitivo sobre la enfermedad solo es posible en conjunto con una conversación detallada entre el médico y el paciente, además de otros métodos de examen (pruebas cutáneas, test de provocación, síntomas, etc.).

Anamnesis posterior y test de provocación

La evaluación de los resultados siempre necesita una comprobación; por ejemplo por medio de una anamnesis posterior donde se aclaran las siguientes preguntas:

- ¿Existe una verdadera exposición del paciente al alérgeno?
- ¿Coinciden los síntomas con los resultados de las pruebas?

Si el anticuerpo IgE que se comprobó por medio de la prueba cutánea positiva y/o del análisis de sangre corresponde de verdad al efecto de cada alérgeno, solo se puede verificar por medio de un examen directo en el órgano afectado con la ayuda de un test de provocación.

El test de provocación

Con un último test se asegura si se trata realmente del o de los alérgenos establecidos. Para eso, el alérgeno sospechoso se aplica directamente sobre las mucosas (de nariz o bronquios) y se observa la reacción. Si el sistema inmunológico reacciona al elemento extraño, es muy probable que este fuera el agente. Este examen solo se puede realizar en compañía de un médico cualificado porque tiene riesgos (entre otros, el shock anafiláctico).

Mientras las pruebas cutáneas por principio solo pueden informar sobre la disposición del cuerpo a reaccionar de forma alérgica (sensibilización), el test de provocación puede comprobar que el paciente reacciona al gen sospechoso con síntomas clínicos, o sea alérgicos. Por principio, es posible realizar pruebas de provocación en todos los órganos afectados por reacciones alérgicas. Una importancia práctica tienen, sobre todo, los test de provocación nasal a los alimentos y de medicamentos.

En el test de provocación nasal, los alérgenos se rocían directamente en la nariz y después se mide la afectación de la respiración nasal. Cuando no es claro cuál alérgeno es, por ejemplo, el verdadero causante de una rinitis alérgica, este test es indispensable. Lo mismo vale para las pruebas con alérgenos alimenticios. Con mucha frecuencia se encuentran en los pacientes múltiples sensibilizaciones contra ciertos alimentos, las cuales no tienen ninguna importancia clínica. Por eso debe exigirse que la incidencia de cada alimento se compruebe mediante un test de provocación antes de someterse una drástica dieta. Los test de provocación por principio se pueden desarrollar de manera abierta, esto es:

- Tanto el paciente como el médico saben de cuál alérgeno se trata.
- Si no aparece ninguna reacción, se puede suponer con gran seguridad que este alérgeno se tolera.
- Si surgen reacciones dudosas, el procedimiento se debe repetir con un test de provocación doble ciego. En este test, una tercera persona debe esconder el alérgeno (por ejemplo mezclándolo con otro alimento). Ni el médico, ni el paciente saben cuál día fue ingerido el supuesto alérgeno y cuál día solo el alimento inofensivo, donde se escondió este alérgeno (test de placebo/test de apariencia). De manera similar, también se pueden evaluar los medicamentos.

En esta clase de pruebas existe siempre el peligro de una reacción alérgica general que se manifiesta de manera similar a como también aparecieron en el pasado los síntomas alérgicos. Si se trata de reacciones suaves, por ejemplo empeoramiento de un eccema, el test de provocación se pueden realizar de manera ambulante. En el caso de reacciones graves con el peligro de un shock anafiláctico, estas pruebas deben desarrollarse siempre bajo observación médica y en la clínica.

> **Ejemplo: diagnóstico de una fiebre del heno**
>
> Se puede sospechar de una fiebre del heno cuando la rinitis empieza siempre en la primavera o en verano sin ninguna causa lógica y cuando no mejora después de varias semanas, pero sí se calma en el periodo de lluvias y aparece nuevamente en la temporada seca. Para reconocer una alergia al polen se realizan pruebas cutáneas, en las que los extractos de pólenes se aplican en la piel o se inyectan debajo de la misma. En el caso de una alergia existente a estas sustancias, se desarrolla en 20 minutos, en el lugar de aplicación, una inflamación parecida a una picadura de un mosquito y un enrojecimiento. Adicionalmente se puede ordenar un análisis de sangre, en el que es posible determinar la presencia de anticuerpos específicos contra el polen (anticuerpos IgE). Para comprobar el diagnóstico se puede realizar, adicionalmente, un test de provocación en el que se rocían los pólenes sospechosos sobre la mucosa de la nariz para provocar, de esta manera, los síntomas de la fiebre del heno.

El diagnóstico en alergias a los alimentos

En las intolerancias alérgicas a ciertos alimentos, el método indicado de diagnóstico y terapia es una dieta. Para comprobar cuál alimento puede ser el alérgeno, se empieza con una dieta de búsqueda, quitando del menú, uno a uno, los posibles causantes de la alergia. Según un plan elaborado, estos alimentos se incluyen después nuevamente. Dependiendo de los síntomas, se compruebe cuál alimento está causando las molestias.

Otro método diagnóstico es la dieta de eliminación, que quita por completo del menú los alimentos sospechosos.

Una tercera posibilidad es la dieta de exclusión, que en el comienzo solo permite alimentos inofensivos para confrontar al paciente, después de una fase de tres días, nuevamente con los alimentos sospechosos y evaluar la reacción.

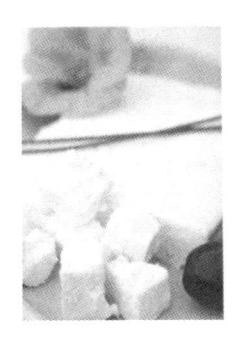

Como todos los métodos de diagnóstico y tratamiento, la dieta también se debe realizar bajo observación médica.

Las fases diagnósticas de una alergia a los alimentos
- Anamnesis (conversación sobre la historia clínica y familiar).
- Test cutáneo (de pronto, las series estándar de pruebas ya pueden dar indicios).
- Dietas de eliminación (el médico supervisa las diferentes posibilidades de alimentación, eliminando del menú el o los alimentos sospechosos).

El diagnóstico de la neurodermatitis

Hoy en día no existe ningún examen que facilite un diagnóstico específico. El médico tiene que recurrir a otras herramientas para diagnosticar esta enfermedad. La más importante es la entrevista con el paciente acerca de enfermedades en la familia, fiebre del heno, asma, insomnio, estrés, alimentación, etc. Los exámenes adicionales le ayudan al médico a excluir enfermedades similares. Entre estos cuentan también los análisis de sangre y las pruebas de alergia.

La terapia

Las medidas preventivas, como por ejemplo evitar el contacto con el alérgeno, o sea, la profilaxis de exposición al mismo, son de gran importancia en la terapia para reacciones alérgicas. Dependiendo del alérgeno, esto puede ser difícil, por ejemplo en el caso del polen o los ácaros. Las personas que sufren de reacciones alérgicas, por principio, no deben fumar, ni activa ni pasivamente. Además, deben seguir una dieta libre de aditivos. Los bebés cuyos padres sufren de una alergia deberían ser amamantados exclusivamente por lo menos hasta el sexto mes para, por lo menos, retardar el desarrollo de la alergia.

Hoy en día existen muchos medicamentos que pueden evitar la aparición de la reacción alérgica y atenuar los síntomas, como por ejemplo los antihistamínicos y el ácido cromoglícico, o calmar una reacción ya existente o interrumpirla, como los glucocorticoides. Estos últimos son medicamentos altamente eficientes que, sin embargo, tienen que ser aplicados con mucho cuidado por sus efectos secundarios como, por ejemplo, osteoporosis, diabetes mellitus, adiposis, cambios en la piel o edemas.

Una forma especial de terapia a reacciones alérgicas, sobre todo de tipo I, es la hiposensibilización o la inmunoterapia específica, donde el paciente recibe inyecciones del mismo alérgeno durante un lapso de entre seis meses y varios años, en dosis que aumentan poco a poco. Aparte de la terapia con medicamentos, en algunas reacciones alérgicas, como la fiebre del heno, también funciona la acupuntura o la homeopatía.

La hiposensibilización

La hiposensibilización es un tratamiento terapéutico que se puede aplicar en alergias de tipo I. Este procedimiento se conoce también con los nombres de desensibilización o inmunoterapia específica.

Hiposensibilización	
La sensibilidad a una sustancia que provoca una alergia (alérgeno) se puede disminuir, exponiendo al paciente a esta sustancia una y otra vez	
Pro	**Contra**
Altamente exitosa en tratamientos con veneno de insectos (aprox. 90%) o polen (aprox. 70%).	Solo es adecuada en alergias de tipo I. Requiere mucho tiempo, es costosa y potencialmente peligrosa.

La sensibilidad a una sustancia que provoca una alergia (alérgeno) se puede disminuir exponiendo al paciente repetidamente a esta sustancia. La hiposensibilización se logra por medio de inyecciones o la ingestión de gotas o tabletas (sublingual) con una solución especial que contiene la sustancia diluida. Si se trata de varias sustancias, se elaboran mezclas específicas para cada paciente.

Todavía no se conoce el mecanismo exacto de cómo funciona esta terapia. Se supone que se forman anticuerpos debido al contacto repetido con la solución diluida del alérgeno. Estos bloquean los puntos de contacto con el alérgeno en las células que participan en el desarrollo de una reacción alérgica. La forma del tratamiento de hiposensibilización depende del alérgeno que provoca la alergia: los pacientes con fiebre del heno se tratan, normalmente, antes de la temporada con alta concentración de polen en el aire. El médico inyecta los extractos de los alérgenos una o dos veces por semana debajo de la piel del paciente (subcutáneo), hasta provocar una inflamación transitoria. Esta misma dosis se aplica después como dosis permanente cada dos o cuatro semanas. El tratamiento termina antes del comienzo de la temporada de la alergia. Esta terapia inmunológica sirve sobre todo en alergias estacionales, por ejemplo al polen. Generalmente se repite durante tres años.

En el caso de alérgenos que existen durante todo el año, como ácaros o moho, se recomienda también una terapia de inyecciones durante todo el año.

Cuando se alcanza la dosis máxima que todavía es tolerable, las dosis de mantenimiento se aplican durante varios años. Esta hiposensibilización se realiza como una inmunoterapia a largo plazo.

En la inmunoterapia sublingual, el paciente no recibe inyecciones sino ingiere el alérgeno en forma de gotas. Estas deben permanecer debajo de la lengua durante unos dos minutos. Esta terapia libre de dolor es apropiada sobre todo para niños y pacientes muy sensibles. Pero, según los resultados de investigaciones, no es tan eficiente como otras inmunoterapias.

El nivel de eficiencia de la inmunoterapia depende del tipo de síntomas. Las mejores reacciones (90%) se encuentran en pacientes con alergias al veneno de abejas y otros insectos. En estos casos, la terapia es vital porque en estos pacientes el contacto con el alérgeno puede producir graves reacciones del sistema cardiocirculatorio y hasta un shock.

La terapia inmunológica es efectiva en 70% de los pacientes con fiebre del heno y 50% de los pacientes con una alergia a ácaros o gatos.

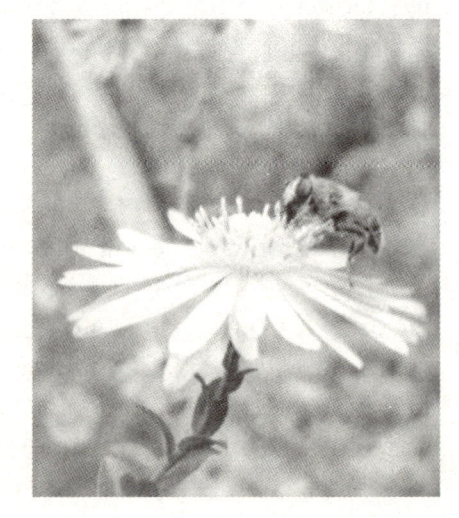

Al igual que en cualquier terapia, pueden aparecer efectos colaterales como:
- Reacciones locales en el lugar de la inyección.
- Inflamación o picazón durante unas 48 horas después de la vacuna.
- Cansancio general, por la fuerte afectación al sistema inmunológico.
- No es frecuente la aparición de ronchas, asma y estados de shock (como todos los pacientes deben permanecer bajo observación médica después de la vacuna, se les puede ayudar rápidamente, si es necesario).

> **Argumentos contra la inmunoterapia**
>
> Las contraindicaciones para una inmunoterapia específica son las enfermedades autoinmunes. Eso vale también para el asma bronquial sin fases libres de síntomas. Pero en el caso de una fiebre del heno con síntomas secundarios, parecidos al asma, una inmunoterapia específica es indicada frecuentemente.

El mecanismo de funcionamiento

La idea es estimular el sistema inmunológico por medio de la hiposensibilización para producir, en vez de los anticuerpos IgE que provocan la alergia, otra forma de anticuerpos IgG. Hasta ahora se piensa que los anticuerpos IgG que circulan en la sangre bloquean la interacción entre el alérgeno y el anticuerpo IgE que está vinculado a los mastocitos y de esta manera evitan una producción masiva de histamina. Eso, por el otro lado, tiene como consecuencia una disminución de la reacción alérgica. Pero todo esto no explica suficientemente algunos fenómenos en el marco de la hiposensibilización. Es probable que existan otros mecanismos de funcionamiento, hasta ahora desconocidos.

Por ejemplo, con la hiposensibilización se disminuye la concentración de los anticuerpos IgG durante el tratamiento, pero el solo nivel de IgG no facilita conclusiones confiables sobre la protección lograda.

Posibilidades y límites

La hiposensibilización es un método controvertido y muy discutido. Los críticos lo consideran poco confiable, costoso, potencialmente peligroso y muy complicado; mientras los defensores de esta terapia la consideran suficientemente comprobada. Hay médicos que no aplican este tratamiento jamás, mientras otros tratan con alguna forma de hiposensibilización cualquier caso que se preste para esto.

Hiposensibilización

La terapia de hiposensibilización solo debe aplicarse si los síntomas de la enfermedad son tan fuertes que afectan severamente el bienestar del paciente.

Mastocitos contra polen

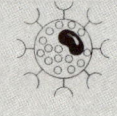

Una persona alérgica al polen con anticuerpos IgE sobre los mastocitos

Formación de anticuerpos que bloquean

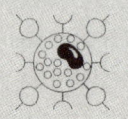

Un alérgico al polen hiposensibilizado antes de la época de alta concentración de polen en el aire. La mayoría de los anticuerpos IgE están bloqueados por anticuerpos IgG.

Hiposensibilización

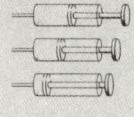

Hiposensibilización: inyección de extractos de polen con una concentración que aumenta gradualmente.

Ataque de polen después de la hiposensibilización

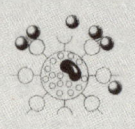

El ataque en un alérgico al polen: ninguna o casi ninguna reacción porque el polen no llega hasta los anticuerpos IgE y por eso no se produce histamina.

Una desventaja indiscutible es el hecho que estas terapias pueden durar de dos a tres años. En el comienzo, los afectados deben acudir al médico por lo menos una vez por semana y en la fase avanzada de la terapia también con mucha frecuencia. Solo cuando se cumple con el plan exacto, se pueden obtener resultados.
Además, la hiposensibilización solo se debe aplicar bajo algunas condiciones, como por ejemplo:

- Si se trata de una alergia de tipo I. En las alergias que son provocadas por un alérgeno IgE, la hiposensibilización no tiene efecto.
- Si el contacto con el alérgeno no se puede evitar.
- Si el alérgeno está comprobado por medio de las correspondientes pruebas.
- Si solo unos pocos alérgenos son responsables por la alergia. Si se trata de un espectro muy amplio de alérgenos, por ejemplo en el caso de la neurodermatitis, la hiposensibilización es inapropiada.
- La hiposensibilización tiene más efecto en personas jóvenes. Los mejores resultados se muestran en las alergias al veneno de insectos como abejas o avispas.
- En el caso de pólenes que provocan una rinitis alérgica (fiebre del heno) o asma, se obtienen resultados entre 70 y 80 % de los casos. Pero se debe tener cuidado con la aplicación de la hiposensibilización. La hipersensibilidad contra estímulos no específicos, como son típicos en los asmáticos, no disminuye con la hiposensibilización. Además, la aplicación no es inofensiva. Una hiposensibilización siempre puede causar fuertes reacciones inmunológicas, hasta un shock anafiláctico.

Dadas estas condiciones, la hiposensibilización es una opción para controlar una alergia. En todo caso, solo se puede aplicar por un médico con mucha experiencia. La práctica orientarse hacia el tratamiento de emergencia.

> **Una mirada al futuro**
>
> En este momento se investiga una nueva forma de hiposensibilización. A unas ratas de laboratorio con una alergia a ácaros se inyecta en la zona intramuscular no la usual proteína que provoca la alergia sino la información genética correspondiente. Los resultados son impresionantes. Las células de los músculos producen la proteína y la exponen en su superficie. De esta manera, las células aprenden a tolerar la proteína de los ácaros como una sustancia propia del cuerpo. Pero hasta ahora es dudoso si los casi 25 millones de alérgicos en Alemania pueden aprovecharla, puesto que los experimentos en animales no se pueden transferir así no más a los humanos.

La carencia del alérgeno

La carencia del alérgeno significa simplemente evitar la sustancia que provoca la alergia y de esta manera impedir la alergia. Eso es relativamente fácil cuando se trata de una alergia contra el pelo de animales: solo toca renunciar a una mascota. En el caso de alergias a los alimentos se puede reprimir el consumo de las respectivas clases de frutas, verduras o condimentos. Pero para el alérgico al polen, es más difícil: no puede quedase durante semanas en las montañas altas o cerca del mar para evitar el polen y excluir la causa de sus síntomas.

Apoyo con medicamentos

Una reacción alérgica siempre está vinculada a la producción de histamina y la formación de otras sustancias en los mastocitos (mediadores de la alergia) implicadas en la alergia. Sigue la activación de más sustancias y células que desarrollan la inflamación. De esto resultan tres principios de terapia con medicamentos:

- Antihistamínicos
- Estabilizadores de los mastocitos (DNCG)
- Antiinflamatorios (corticosteroides, montelukast)

> **De venta libre y con fórmula médica**
> Algunos antihistamínicos requieren fórmula médica. De venta libre son las sustancias cetirizina y loratadina. Esprays para la nariz o gotas para los ojos con el antihistamínico levocabastina también se consiguen sin receta. Una ayuda rápida para la congestión nasal provocada por la rinitis alérgica estacional ofrecen los llamados vasoconstrictores. Esas son sustancias que desinflaman la mucosa. Los vasoconstrictores se consiguen como gotas para la nariz o los ojos. Las gotas nasales no se deben aplicar durante más de tres días porque la mucosa se acostumbra a ellas. Entre las sustancias más eficientes contra inflamaciones y reacciones alérgicas cuentan los corticoides. Algunos de estos medicamentos necesitan fórmula médica para disminuir el peligro de efectos secundarios no deseados.

Antihistamínicos

La histamina es una sustancia propia del cuerpo que, después de su producción por los mastocitos, desencadena diferentes reacciones:

- La atonía de la musculatura vascular provoca la caída general de la presión sanguínea y el enrojecimiento de la conjuntiva.
- El aumento de la permeabilidad vascular induce la inflamación de la mucosa nasal y de los bronquios (congestión

nasal, ataques de asma) y la inflamación y enrojecimiento de la piel (urticaria).
- Con frecuencia se activa también la mucosa del colon y se presenta diarrea.

Como ya indica el nombre, los antihistamínicos suprimen el efecto de la histamina en el cuerpo. Eso pasa porque estas sustancias se "acoplan" en la superficie de las células corporales (en los receptores de la histamina) en vez de la propia histamina. Como suprimen el enlace de la histamina en estos lugares, la histamina ya no puede ejercer su función.

La histamina tiene efecto en todo el organismo como una clase de "mensajero químico" para las inflamaciones. Cuando es producida por las células especializadas, los pequeños vasos sanguíneos vecinos se dilatan de manera que entra líquido en el tejido y se hincha. Este efecto de la histamina es importante para el organismo, pues permite eliminar y sacar sustancias dañinas o tóxicas. Pero en el caso de una alergia, la reacción exagerada del cuerpo, por ejemplo a una inofensiva proteína, no tiene sentido y se puede suprimir sin problemas.

Como es favorable que los receptores de la histamina ya están ocupados por el medicamento antes de que el alérgeno pueda desencadenar el efecto de la histamina en el cuerpo, el medicamento se debe ingerir cierto tiempo antes del contacto con un alérgeno conocido. En el mejor de los casos, los síntomas de la alergia se pueden evitar o por lo menos disminuir notoriamente.

Los antihistamínicos de la tercera generación
Todos los alérgicos que ingieren antihistamínicos conocen el problema: algunos remedios son muy eficientes contra los síntomas pero también producen sueño, disminuyen el rendimiento y debilitan la concentración. La atención y la capacidad de reacción pueden estar afectadas, así que se aconseja no manejar bajo la influencia de estos medicamentos. Las personas que dejan su carro

en la casa y se mueven en bus, tampoco se salvan cuando tienen el mismo problema en su trabajo y tienen que operar máquinas. Además, uno no puede disfrutar su día a día cuando está permanentemente cansado y agotado. Hace algún tiempo se sabe que el efecto deseado del tratamiento con un antihistamínico no tiene que producir necesariamente cansancio. Intensas investigaciones llevaron al desarrollo de antihistamínicos que no tienen estos efectos secundarios. Las sustancias anteriores ocupaban también los receptores de histamina en el cerebro, mientras que las nuevas prácticamente no penetran en los tejidos del cerebro, de manera que no producen este agotamiento.

> **Despierto y rápido en sus reacciones a pesar de los antihistamínicos**
> Eso se mostró por ejemplo durante las investigaciones de la Asociación de Revisión Técnica de Renania, donde las personas ingirieron antihistamínicos modernos o antiguos, en comparación. Por medio de la longitud de la distancia de frenado, se pudo comprobar claramente que las personas que tomaron las sustancias nuevas, reaccionaron igual de rápido y seguro como las que ingirieron un placebo. Esta ventaja de los llamados "antihistamínicos de la tercera generación" se pudo comprobar hasta en pilotos de aviones.

Estabilizadores de los mastocitos

Cromoglicato sódico

Este ácido se produce a base de plantas con umbelas y es la primera sustancia que fue descubierta para el tratamiento del asma bronquial y la alergia. El cromoglicato sódico (DNCG) estabiliza las paredes de los mastocitos, de esta manera inhibe la producción de histamina y causa una reducción del nivel de la histamina en los tejidos. El cromoglicato sódico se usa en las gotas para la nariz u ojos y también en el espray nasal.

Antiinflamatorios

Corticosteroides

Los corticosteroides son derivados de la hormona natural producida por la cápsula suprarrenal, cortisona, y se consideran como los medicamentos antiinflamatorios más eficientes que, además, tienen un efecto antialérgico. Usándolos por un tiempo prolongado, ayudan a desinflamar la mucosa, disminuyen la producción de mocos, detienen las reacciones alérgicas y atenúan la hipersensibilidad de la mucosa.

Los corticosteroides se aplican en prolongadas terapias antiinflamatorias, de uso tópico, o sea como espray nasal, gotas para los ojos o aerosol dosificado, de manera que el medicamente llega directamente a su destino. De esta forma se evitan efectos secundarios sistémicos. Los preparados con corticosteroides se usan de manera preventiva. Se puede demorar varios días o semanas hasta que el medicamento alcanza su efecto completo, pero este también dura un largo tiempo después de finalizar el tratamiento.

La ingesta de corticosteroides sistémicos (en forma de tabletas) es indicada en casos severos con graves síntomas. En coordinación con su médico, la dosificación debe mantenerse lo más baja posible y tan alto como sea necesario. En tratamientos muy largos y con dosificaciones altas, pueden aparecer efectos secundarios.

Durante un ataque agudo se puede aplicar una única dosis sistémica elevada sin temer efectos secundarios.

Montelukast

El montelukast es un antagonista del receptor de leucotrieno. Los leucotrienos son mediadores de inflamaciones que estimulan las inflamaciones durante el asma bronquial o fiebre del heno. Existe un efecto complementario con la cortisona, que se basa en el hecho de que la cortisona puede impedir una gran parte de la cascada de inflamaciones pero no tiene influencia sobre los leucotrienos. El montelukast se consume en forma de tabletas.

> **Advertencia**
> Todos estos medicamentos solo pueden suprimir temporalmente los síntomas alérgicos, pero no logran una sanación.

Medicamentos de emergencia

Sobre todo, los alérgicos a alimentos y veneno de insectos deben estar preparados para el caso de una emergencia alérgica. Por eso es vital para los afectados llevar siempre los medicamentos necesarios consigo (antihistamínicos, glucocorticoides, adrenalina) para el caso de una emergencia y, sobre todo, estar informados sobre la aplicación correcta.

Este kit de emergencia puede, por ejemplo, consistir en:

1. Gotas de cetirizina (ingerir 40 gotas = 2 ml, o durante una emergencia, tomar un trago grande de la botella).
2. Celestamine N líquido (tomar el frasco completo de 30 ml).
3. Fastjekt (jeringa con inyección de adrenalina, colocar en el muslo; si es necesario, inyectar por encima de la ropa).

También el entorno social directo debería saber actuar correctamente en caso de emergencia. Si se presentan graves síntomas alérgicos, como por ejemplo después de una picadura de insectos, una persona extraña debe buscar inmediatamente ayuda médica.

Por esta razón un alérgico debe llevar siempre su certificado o carné de alergias consigo, el que además de los datos personales también informa sobre los medicamentos o alérgenos conocidos que desencadenan alergias en esta persona. De esta manera, el personal médico está en condiciones de ayudar inmediatamente y de manera acertada. El carné de alergias facilita también visitas al médico y a la farmacia porque casi todos los medicamentos pueden provocar reacciones alérgicas.

Terapias específicas

Las enfermedades son casi tan variadas como los grupos de alérgenos que las desencadenan. Por eso, es obvio que para los diferentes cuadros médicos también estén disponibles diferentes terapias. Vamos a explicar en detalle algunas de ellas.

Fiebre del heno

El mejor camino para evitar reacciones alérgicas es eliminar consecuentemente los respectivos alérgenos. En el caso de la fiebre del heno, evitar los alérgenos es prácticamente imposible. Hoy en día se sabe que un control insuficiente de los síntomas puede provocar a largo plazo el desarrollo de asma. En una de cada cuatro personas se desarrolla un asma bronquial a partir de la fiebre del heno, una enfermedad potencialmente peligrosa. Por eso, una alergia al polen no se debe tomar a la ligera. De pronto se puede pensar en una hiposensibilización. En el caso de una rinitis alérgica estacional (fiebre del heno) se recomienda comenzar temprano con la terapia, en lo posible antes de la aparición de los síntomas estacionales.

El botiquín de emergencias

Para una emergencia aguda el alérgico debe tener a la mano siempre los siguientes medicamentos, también o sobre todo cuando esté fuera de la casa:
- Un antihistamínico (en gotas)
- Un medicamento con glucocorticoide (por ejemplo, en jarabe)
- Adrenalina (como inyección en una jeringa preparada)

Los medicamentos para la fiebre del heno en resumen
Antihistamínicos (evitan el efecto de la histamina): la sustancia le "quita" sus lugares de "aterrizaje" a la histamina. De esta manera, la histamina ya no puede causar síntomas. Los antihistamínicos sirven también en casos agudos y severos, son fáciles de aplicar y no hay mayor peligro de efectos colaterales. Pero si no se aplican a tiempo y de forma profiláctica, posiblemente la mucosa nasal se inflame y se necesitarán durante unos días gotas para disminuir la inflamación. Existen antihistamínicos en forma de espray para la nariz, gotas para los ojos y tabletas.

Gotas y espray nasal: contra la inflamación; después de desinflamarse la mucosa nasal, es posible nuevamente una libre respiración. De esta manera, las molestias se pueden aliviar rápidamente. Pero no se trata de un medicamento antialérgico y solo es indicado como una terapia acompañante a corto plazo (máximo una semana).

Cortisona: ver capítulo "Apoyo con medicamentos".

Cromoglicato y nedocromil: ver capítulo "Apoyo con medicamentos".

Montelukast: ver capítulo "Apoyo con medicamentos".

Terapia para la fiebre del heno			
	Método	Ventaja	Desventaja
Evitar	Evitar sistemáticamente al causante de la alergia.	Los procesos alérgicos enfermizos no se desencadenan.	En el caso de la fiebre del heno, generalmente no es posible.
Preparados con cromoglicato	Solo preventivo, impide la producción de histamina.	Pocos efectos secundarios.	- Costoso. - Requiere disciplina. - Poco efecto en síntomas agudos.
Antihistamina	Impide la producción de histamina.	- Efectivo también en síntomas agudos y fuertes - Aplicación fácil. - Pocos efectos secundarios.	Si no se aplican de manera preventiva, se puede inflamar la mucosa nasal.

Terapia para la fiebre del heno			
Gotas y esprays nasales	Desinflaman la mucosa nasal, facilitan la respiración en pocos minutos.	Rápido alivio de los síntomas.	- No es un medicamento antialérgico. - Solo sirve como terapia acompañante a corto plazo.
Cortisona	Es la sustancia antialérgica y antiinflamatoria más potente, se parece a la hormona suprarrenal.	Tiene efecto hasta en los síntomas más severos.	- Peligro de efectos colaterales. - Efecto demorado.
Hiposensi-bilización (terapia inmunoló-gica)	Las inyecciones regulares de la sustancia desencadenante (p.e. polen de abedul) acostumbran al sistema inmunológico a la sustancia.	Muestra resultados en 80 % de los casos.	- Muy costoso. - Dura varios años. - Requiere visitas regulares al médico. - No es indicada para todos los pacientes.

Medidas preventivas y acompañantes

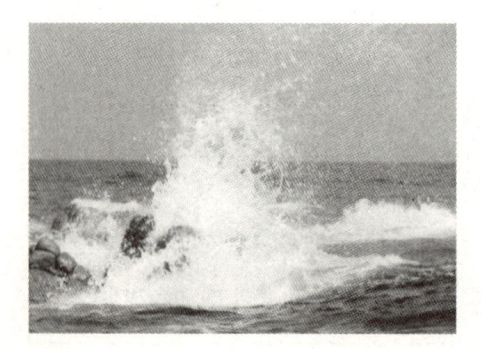

La cantidad de polen más grande se produce en las primeras horas de la mañana, entre las 4 y las 6 a.m. Por eso, en el campo, las ventanas se deben mantener cerradas a esta hora. Allá, el mejor horario para ventilar la casa es por la noche, entre las 7 y las 12 p.m. En las ciudades, el polen cae más bien en las horas de la noche, allí la concentración más baja se presenta por la mañana entre las 6 y las 8 a.m. Los alérgicos al polen deberían planear sus vacaciones de manera que salgan en la temporada con alta concentración de pólenes. Concentraciones bajas se presentan en las islas, cerca del mar o en altas montañas.

Durante la temporada de floración, se deberían evitar o limitar largas estancias al aire libre (por ejemplo, haciendo deporte) sobre todo en lugares abiertos. Cuando está manejando, debe apagar el aire acondicionado y mantener las ventanas cerradas (en los autos nuevos se ofrece también un filtro de polen para el sistema de ventilación). En la casa se debe aspirar y limpiar el polvo de los muebles todos los días.

Debe lavarse el pelo todas las noches y dejar la ropa del día fuera de la habitación donde duerme, para no entrar polen.

Asma bronquial

Para la terapia moderna contra el asma están disponibles varios medicamentos que dilatan los bronquios y, además, tienen un efecto antiinflamatorio. Su aplicación depende de la gravedad del asma bronquial que sufre el afectado. El objetivo de la terapia contra el asma es evitar los ataques de asma, evitar las limitaciones que el afectado sufre por esta enfermedad en su vida diaria y recuperar y mantener una función normal de los pulmones.

Como el asma se origina por una inflamación de la mucosa de los pulmones, lo más importante es el tratamiento antiinflamatorio. El tratamiento que ayuda a dilatar los bronquios sirve como una solución rápida y transitoria del estrechamiento bronquial y produce un alivio al paciente, pero trata solo los síntomas del asma y no tiene efectos a largo plazo sobre la enfermedad. Para prevenir daños crónicos e irreversibles, se comienza al tiempo con un tratamiento antiinflamatorio, también en casos leves del asma.

> ### ¿Cómo se desarrolla un ataque de asma?
> La sensación de asfixia se presenta por un estrechamiento de las vías respiratorias por las siguientes razones: la mucosa de los bronquios está inflamada, por eso se vuelve más gruesa. El diámetro interno de los bronquios disminuye. La mucosa inflamada produce una flema espesa y pegajosa que es difícil de expulsar y puede tapar los bronquios parcial o completamente. La musculatura de las paredes de los bronquios se contrae por culpa de ciertos estímulos (esfuerzo, cambio de temperatura, humo) y se presenta un broncoespasmo que estrecha aún más el diámetro interno de los bronquios.

En todas las etapas de la terapia del asma se inhalan broncodilatadores simpaticomiméticos Beta-2, según necesidades, cuando se presenta dificultad de respirar; pero también como prevención antes de esfuerzos físicos como por ejemplo el ejercicio de deportes. Esta inhalación preventiva consigue que el asmático afectado pueda practicar el deporte sin molestias entre dos y cuatro horas. En el caso de problemas respiratorios una o dos inhalaciones son suficientes. Si no se logra una mejoría en cinco minutos, se necesita un tratamiento de emergencia. Si los problemas respiratorios se presentan varias veces al día y se necesitan diariamente más de diez inhalaciones de los simpaticomiméticos Beta-2, el médico tiene que ajustar la terapia básica. En general se tiene que aumentar las dosis del glucocorticosteroide o adicionar una terapia con teofilina. También en casos leves de asma se debe aplicar una inhalación regular de medicamentos antiinflamatorios.

La inhalación de estos medicamentos está vinculada con efectos colaterales menos graves que la ingestión sistémica (tabletas o inyección). Por eso se prefiere generalmente la aplicación del medicamento por inhalación, pues la sustancia llega directamente a los bronquios donde debe hacer efecto. Además, la sustancia es soluble en la grasa pero no en el agua, de manera que las cantidades que se tragan durante la inhalación no entran al torrente sanguíneo y no se reparten en todo el cuerpo. Como la sustancia llega con la inhalación directamente a los bronquios, donde se necesita, no se presentan los temidos efectos secundarios de la cortisona, cuando se aplican glucocorticoides administrados por inhalación.

Resumen de los medicamentos para el asma

Los medicamentos para el asma se pueden clasificar según el principio de su funcionamiento:

- Dilatadores bronquiales contra los espasmos de la musculatura bronquial
- Medicamentos antiinflamatorios contra la inflamación de la mucosa bronquial y contra la inflamación y la producción de flema

Simpaticomiméticos Beta-2: provocan la dilatación de los bronquios relajando la musculatura bronquial. Este efecto se presenta rápidamente pero solo dura unas tres horas; son medicamentos de emergencia para prevenir un ataque agudo de asma. Otro efecto es la expulsión de la flema de la mucosa bronquial.

Aparte de los betamiméticos que actúan a corto plazo (SABA = *Short Acting Beta Agonist*) para la emergencia de respiración, también existen desde hace algunos años los betamiméticos de efecto prolongado (LABA = *Long Acting Beta Agonist*) y los que reúnen las dos formas de actuación, es decir, que actúan de manera rápida y prolongada al mismo tiempo. Estos últimos se llaman de actuación inmediata (RANA = *Rapid Acting Beta Agonist*). Los preparados que actúan a largo plazo se aplican en las terapias permanentes contra el asma. Aparte de dilatar los bronquios, tienen la característica adicional de aumentar el efecto de la cortisona inhalada.

Anticolinérgicos: también son dilatadores bronquiales pero con un efecto retardado. Los anticolinérgicos actúan mucho mejor en un estrechamiento causado por una bronquitis obstructora crónica (COPD) que en un asma bronquial, por eso no son la primera elección en la terapia contra el asma. La versión que actúa a corto plazo se aplica de vez en cuando, mientras la versión de efecto retardado no es un medicamento estándar en el tratamiento del asma y se reserva para casos severos.

Teofilina: las metilxantinas, entre las cuales cuenta la teofilina y la cafeína, tienen un efecto relajante sobre la musculatura bronquial y dilatan, de esta manera, los bronquios. Se les atribuye además un efecto antiinflamatorio. Las metilxantinas se aplican en la terapia a largo plazo como tabletas con efecto retardado, eso significa que liberan la sustancia activa poco a poco, para mantener de esta manera durante varias horas el mismo nivel de teofilina en la sangre. Pero también se pueden aplicar como gotas o infusiones en un ataque de asma. Debido a sus efectos secundarios más frecuentes y graves, generalmente se aplican solo cuando los simpaticomiméticos Beta-2 ya no causan efecto por sí solos.

Cromoglicato (DNCG) y nedocromil: su efecto se basa en la estabilización de los mastocitos y la inhibición de otras células involucradas en los procesos inflamatorios. Tienen un suave efecto antiinflamatorio y hoy en día solo son una segunda opción, en la terapia con adultos ya no se usan. El efecto es de protección, un uso prolongado ofrece protección contra la constricción bronquial. Durante un ataque agudo, los DNCG y el nedocromil no causan efecto. Por eso se usan estos medicamentos en el marco de una terapia permanente, sobre todo, en casos leves de asma.

Corticosteroides: ver también el capítulo "Apoyo con medicamentos".

Los corticosteroides se usan como terapia antiinflamatoria permanente del asma. Su aplicación por inhalación, como espray, lleva el medicamento directamente al lugar donde debe causar su efecto: a la mucosa bronquial. De esta manera se evitan efectos secundarios sistémicos. El efecto de los corticosteroides inhalados es preventivo. Puede tardar varios días o semanas hasta que se desarrolle el efecto total, pero este efecto también dura mucho tiempo después de interrumpir la aplicación del medicamento, porque se alivió la inflamación. El único problema es que solo 30 a 40% de la sustancia llega hasta los bronquios, aunque se aplique con la técnica correcta con un dosificador de aerosol o un inhalador de polvo; el resto se "queda en el camino". Esta pérdida explica también los dos efectos secundarios más importantes del espray de cortisona: los sedimentos que quedan en la mucosa de la boca y de la faringe o en la lengua pueden perturbar el equilibrio de la flora bucal y causar la aparición de hongos; además, con frecuencia se afectan los músculos de las cuerdas vocales, lo que provoca ronquera. Por medio de un cuidadoso enjuague de la boca y la ingestión de comida (los alimentos limpian la boca), estos efectos secundarios se pueden evitar.

Los corticosteroides sistémicos (en forma de tabletas) se necesitan en casos graves de asma. La dosificación se debe coordinar con el médico, tan baja como sea posible y tan alta como sea necesario. Durante una aplicación permanente en altas dosis, se pueden presentar efectos secundarios. En casos agudos se puede aplicar una única dosis alta de corticoides sin temer efectos secundarios.

Montelukast: ver capítulo "Apoyo con medicamentos".

Anti-IgE: el anticuerpo anti-IgE se consigue desde el año 2005. Como ya indica su nombre, se controlan los anticuerpos IgE, que provocan la alergia, con otro anticuerpo. Por eso, esta terapia solo funciona en el caso del asmático alérgico con una cantidad suficiente de anticuerpos en la sangre. En este momento se aplica solo en casos graves de asma provocada por alérgenos que existen durante todo el año, como por ejemplo los ácaros, y si todos los otros medicamentos no lograron ninguna mejoría. El omalizumab se inyecta cada dos o cuatro semanas debajo de la piel (dosis subcutánea).

La autogestión de la terapia

El flujo espiratorio máximo (FEM), también se denomina *peak-flow*. Mientras más angostos son los bronquios, más bajo es este indicador.

La medición diaria del FEM sirve para indicar a cada asmático una estimación del estado actual de sus vías respiratorias. De esta manera se puede observar mejor el desarrollo de la enfermedad y reaccionar rápido, en coordinación con el médico. Las mediciones rutinarias del FEM se deben realizar por la mañana, después de levantarse, y por la noche. Se recomiendan mediciones adicionales durante sensaciones de asfixia, infecciones de los bronquios, ajustes de la terapia, cuando hay mayores fluctuaciones del máximo flujo de espiración.

El plan para la autogestión de la terapia depende, principalmente, de los resultados de la medición. Los datos relevantes son el mejor resultado personal, o sea el resultado más alto que se ha logrado en las mediciones a largo plazo, y el registro de los valores diarios. Partiendo de la medicación básica para una terapia a largo plazo, el médico elabora un plan en conjunto con el paciente sobre las medidas que se deben tomar cuando la situación de las vías respiratorias empeora, quiere decir cuando el FEM quede bajo de cierto límite.

La medicación en infecciones de las vías respiratorias
Las infecciones de las vías respiratorias aumentan la sensibilidad de los bronquios (hipersensibilidad), lo que lleva a un empeoramiento de los síntomas asmáticos. Con los primeros indicios de una infección de las vías respiratorios, la terapia del asma se debe intensificar. Para el control se necesitan mediciones del FEM más frecuentes (entre cuatro y seis veces al día).

La terapia básica antiinflamatoria se debe reforzar. Según el concepto médico, se deben realizar inhalaciones más frecuen-

> tes de corticosteroides. Es posible que se necesite, además, una corta terapia sistémica con corticosteroides (en tabletas).
>
> Cuando se aplican medicamentos con teofilina, la dosis se debe reducir, ya que durante una infección, la descomposición de la teofilina se hace más lenta. Esta terapia intensiva se sigue aplicando por lo menos durante una semana después de la diminución de la infección, para prevenir posibles recaídas.

Asma infantil

El asma bronquial es una enfermedad muy común en la infancia. Los expertos estiman que alrededor de 10% de los niños en Alemania sufre de alguna clase de asma. Según las investigaciones, el asma bronquial, que en la temprana edad casi siempre tiene causas alérgicas, aparece después a una inflamación crónica en las vías respiratorias. Esta inflamación crónica se debe interrumpir. Lo más importante es evitar los alérgenos u otros desencadenantes del asma, como por ejemplo el cigarrillo.

Pero no siempre es posible evitar los alérgenos. Por eso existe una cantidad de medicamentos probados que se pueden dividir en diferentes clases.

Medicamentos preventivos

En la actualidad, generalmente se inicia la terapia con la inhalación de un medicamento que contenga cortisona (como budesonia, fluticasona, beclometasona). La protección de un medicamento de inhalación con cortisona alcanza su efecto completo solo después de varias semanas, ya que su propósito es la estabilización del sistema bronquial. Por eso la cortisona también tiene un efecto preventivo. Si esta protección no es suficiente, se aumentará la dosis del espray de cortisona o también se puede adicionar un medicamento que dilate las vías respiratorias. Para eso se presentan las siguientes opciones:

- Betamimético con efecto a corto plazo (salbutamol) como aerosol dosificado o solución para inhalar por medio de un inhalador (*Pari-Boy*). Para niños pequeños se prefiere un aparato de inhalación con una máscara o una boquilla, ya que no necesita coordinación ni fuerza de inhalación. En los niños, la cortisona se puede aplicar también por medio de un inhalador. Además existen las cámaras de inhalación (*Spacer*) que mantienen el medicamento en suspensión mientras el niño respira normalmente
- Simpatomiméticos Beta-2 con efecto retardado (salmeterol, formoterol)
- Teofilina (por sus fuertes efectos secundarios se usa muy poco en niños pequeños)

Alternativamente se puede usar el montelukast a partir de los 6 meses. Este medicamento está permitido en la terapia pediátrica como antiinflamatorio único, pero se puede aplicar también junto con la cortisona como antiinflamatorio adicional.

Si este medicamento tampoco basta para controlar los síntomas en los niños, se usa la cortisona en forma de tabletas (prednisolona, metilprednisolona), y como supositorios en un ataque agudo.

Los medicamentos preventivos para proteger el sistema bronquial de una sobrerreacción, como por ejemplo el nedocromil o el cromoglicato disódico, son suaves antiinflamatorios y se aplican solo en casos de asma leve.

El miedo de algunos padres a la cortisona no debería ser una razón para recurrir a los estabilizadores de los mastocitos menos fuertes como nedocromil y cromoglicato disódico.

Medicamentos para casos agudos
El segundo grupo de medicamentos lo conforman los que son eficientes en casos agudos, es decir, en el momento de un ataque de asma. En primer lugar se tiene que nombrar el Beta-2 mimético para inhalación (por ejemplo salbutamol) que dilata las vías respiratorias obstruidas.

En segundo lugar están las sustancias para una terapia permanente: la teofilina u otros medicamentos con sustancias parecidas.

> **Una parte importante de la terapia: la información**
> Con los modernos medicamentos para el asma, la medicina dispone de varias sustancias altamente eficientes para el tratamiento del niño enfermo de asma. Pero los buenos medicamentos solo son una parte de la terapia. Solo pueden hacer efecto cuando se aplican correctamente. Aquí es muy importante informar tanto a los padres como a los niños sobre la eficacia y los efectos secundarios. Esta es la única manera de superar el miedo a los efectos secundarios de la cortisona.
> Los medicamentos solo tienen efecto cuando se aplican regularmente. Pero ¿cómo explicarle a un niño que tiene que inhalar durante un tiempo varias veces al día y que hay que inhalar aunque se sienta bien y no sienta los síntomas de su asma? Es importante capacitar a padres y niños mejor de lo que se hacía antes.

Alergia al ácaro

Para tratar los síntomas de la alergia a los ácaros se usan los mismos medicamentos que ya se nombraron para la terapia de la fiebre del heno o del asma bronquial. La hiposensibilización también se mostró exitosa. Para hacerla, se aplica durante mucho tiempo una pequeña dosis del alérgeno que se aumenta poco a poco hasta que se logra, después de unos dos o tres años, un efecto satisfactorio.

La lucha contra los ácaros

Para el éxito de la terapia y una rápida disminución de los síntomas, es muy importante que, al tiempo del tratamiento con medicamentos, se eliminen los desencadenantes de la alergia, es decir, los ácaros y sus excrementos alérgenos:

- Evite en lo posible todos los muebles con textiles. Por ejemplo, es mejor un sofá en cuero liso (no gamuza) que las telas.
- Sobrecamas, almohadas y otros textiles se deben lavar con agua a 60 °C, por lo menos, porque a esta temperatura los ácaros se mueren
- El piso no se debe barrer sino aspirar, ya que eso produce menos polvo. Use, de todas maneras, una aspiradora con microfiltro
- Evite la acumulación de polvo; los libros se deben guardar bajo llave
- Ventile su casa con frecuencia y profundamente

Neurodermatitis

El tratamiento de la neurodermatitis o dermatitis atópica no se dirige a la causa, solamente ayuda a aliviar las molestias y evitar que estas surjan nuevamente. Las siguientes medidas son importantes componentes del tratamiento:

- ¡No se rasque!
- Para tratar la sequedad es muy importante un continuo y regular cuidado de la piel con productos rehidratantes. Evite el contacto con jabones o sustancias orgánicas
- En caso de infecciones, debe usar productos específicos contra el germen patógeno
- Los corticosteroides aplicados de manera local en crema tienen un efecto rápido. En caso de ataques fuertes de dermatitis, los corticosteroides se aplican durante un corto tiempo en todo el cuerpo
- Tome medicamentos que calman la picazón
- Las radioterapias con rayos UV no siempre tienen efecto.
- Maneje el estrés: disminuya el estrés, pues también se considera una causa de esta enfermedad

- Los tratamientos de hiposensibilización solo sirven en casos excepcionales.

Neurodermatitis en los niños

Para los niños, atienda las siguientes recomendaciones:

- Los baños deben ser cortos y en agua tibia (máximo dos veces por semana)
- Proteja la piel inmediatamente después de lavarla
- Mantenga las uñas bien cortas
- Vístalos con ropa suave de algodón, no de lana
- Suministre medicamentos que calman la picazón (antihistamínicos) en forma de gotas por la noche
- No sobrecaliente las habitaciones, ventílelas
- Cuando aparecen cambios en la piel se debe acudir inmediatamente al médico. Un tratamiento temprano tiene mejores y más rápidos resultados

ACNÉ DE MALLORCA Y ALERGIA AL SOL

Una vez aparecida la erupción, se debe evitar una radiación solar directa. Aunque los síntomas hayan disminuido, con una nueva exposición al sol pueden volver a aparecer.

La aplicación de una crema con corticoides durante un corto tiempo puede ayudar. Los corticoides son derivados químicos de las hormonas suprarrenales con un efecto antiinflamatorio y calman la picazón.

Las modernas cremas de cortisol son compatibles con la piel, ya que penetran y se descomponen rápidamente. De esta manera solo tienen un efecto local y casi no llegan a otras áreas del cuerpo. Pero estas cremas no se deben aplicar antes de la exposición al sol. Si los síntomas alérgicos son muy marcados y se extienden por grandes áreas de la piel, preferiblemente se debe acudir a un médico.

Urticaria

Con frecuencia, una urticaria aguda desaparece sin tratamiento con medicamentos. Primero se debe buscar la sustancia desencadenante para evitarla. Para definir esta sustancia, se realiza, aparte de la historia clínica, un test de Prick. Se aplican varias sustancias sobre la piel de las cuales se sospecha que pueden llevar a reacciones alérgicas. La mayoría de estas sustancias se encuentra en una solución preparada. Se punza la epidermis bajo la gota de esta solución, para que el alérgeno pueda penetrar la piel. Si hay una reacción alérgica, en este lugar aparece después de pocos minutos una hinchazón roja.

Si se sospecha, por ejemplo, de una alergia al queso, este se puede llevar directamente sobre la piel. A veces pasa mucho tiempo hasta que se define la sustancia que provoca la alergia.

La urticaria crónica solo se puede reducir en pocos casos a una sola causa, ya que muchos colores o conservantes de alimentos la pueden provocar. Por eso, en la vida cotidiana es muy difícil evitar todas estas sustancias. Sobre todo cuando la sustancia responsable no aparece en los empaques de los alimentos como ingrediente.

Casi todas las ronchas y edemas que aparecen en el marco de una reacción alérgica son causados por la producción de histamina. Por eso, todos los medicamentos que suprimen la liberación de la histamina, los antihistamínicos, son eficientes contra la urticaria.

Urticaria por frío

Esta urticaria no es una "verdadera" reacción alérgica. Los síntomas no aparecen a causa de un alérgeno sino como consecuencia de un estímulo físico. Aparte de las temperaturas extremas, existen también otras formas de la urticaria física, como por ejemplo la aparición de síntomas por una presión mecánica. Por eso la urticaria producida por el frío se clasifica como pseudoalergia.

En muchas personas con urticaria por frío, los mismos síntomas surgen también por otros alérgenos o estímulos. Estos pueden ser tantos que, con frecuencia, su búsqueda parece la de "la aguja en el pajar", hasta que se encuentran las verdaderas causas.

El remedio más fácil es, obviamente, evitar el frío: así, una zona de esquí no es el destino ideal para las vacaciones de un alérgico con urticaria por frío. Pero no siempre se puede evitar el frío. Con frecuencia, una urticaria aguda se calma relativamente rápido sin una terapia con medicamentos. Pero si la persona sufre síntomas graves y/o duraderos, se debería acordar con el médico una terapia con medicamentos. Como la urticaria por frío, igual que todas las urticarias, está vinculada con la liberación de histamina, los antihistamínicos hacen efecto. Sin embargo, las investigaciones recientes han demostrado que esta terapia no siempre es eficiente en los casos de la urticaria por frío. Parece que no todas las ronchas se forman a causa de una producción de histamina. En un estudio de la Universidad de Berlín se demostraron resultados sorprendentemente buenos con antibióticos. Estos resultados indican la posible participación de infecciones en la aparición de la urticaria por frío, pero los mecanismos exactos del desarrollo todavía no son muy claros.

Posibles causas de la urticaria

- Ciertos alimentos o aditivos (por ejemplo la quinina en el agua tónica, o colorantes)
- Frutas y verduras tratadas con químicos
- Medicamentos (con frecuencia ácidos salicílicos como los que se encuentran en la Aspirina o la penicilina)
- Sustancias metálicas en el cuerpo (por ejemplo, las amalgamas)
- Plantas
- Pelos de animales
- Picaduras de insectos
- Rayos solares
- Rayos X durante una radiografía

- Presión en la piel (por ejemplo después de cargar una mochila por mucho tiempo)
- Esfuerzo físico (por el aumento de la temperatura corporal o la sudoración)
- Infecciones virales

Terapias alternativas: la acupuntura

En la fase aguda, el éxito de un tratamiento con acupuntura está evaluado de distintas maneras; algunos médicos acupuntores reportan muy buenos resultados. En algunos casos, la acupuntura muestra efectos cuando se aplica en reacciones alérgicas que dependen de la temporada, como la fiebre del heno o la alergia al polen. Las alergias de las vías respiratorias, como la fiebre del heno, la bronquitis alérgica y el asma alérgica se pueden tratar con acupuntura, lo mismo que la conjuntivitis alérgica.

La acupuntura se basa en la idea de que 14 líneas conectadas entre sí, llamadas meridianos, cubren la superficie del cuerpo humano. En estos meridianos fluye la energía vital, el Qi. En total son 672 puntos que se encuentran sobre estos meridianos y donde la energía surge a la superficie. Ahí se encuentran también los puntos de acupuntura que influyen en el flujo de energía del meridiano, así como en el del órgano correspondiente.

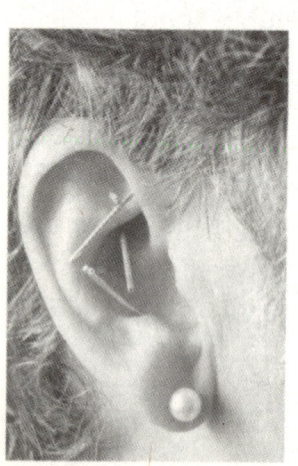

La medicina china entiende la alergia como un disturbio energético del órgano bazo-páncreas. Por eso siempre se incluyen, además de los típicos puntos correspondientes a los órganos (como, por ejemplo, los de la nariz, los ojos, los bronquios o la piel) también los del meridiano bazo-páncreas.

Las diferentes formas de alergia

Asma bronquial

El asma bronquial es una inflamación crónica de las vías respiratorias con repetidos ataques de asfixia, tos y disnea. La causa es una hipersensibilidad de la mucosa en las vías respiratorias a diversos estímulos. En un ataque de asma la mucosa de los bronquios se inflama. Adicionalmente, una producción aumentada de mocos estrecha las vías respiratorias. Además, se contrae la musculatura de las pequeñas vías respiratorias (bronquios y bronquiolos) con calambres (broncoespasmos). Por eso se disminuye o bloquea, en primer lugar, el flujo de aire desde los pulmones. La difícil exhalación dificulta, en segundo lugar, también la inhalación.

El asma bronquial puede afectar en cualquier edad. Pero 50 % de los afectados son niños, sobre todo menores de diez años, y entre estos en primer lugar los varones. Entre los adultos se afectan más las mujeres que los hombres.

El 20 % de los ataques de asma es provocado por causas exteriores como polen, ácaros o pelos de animales. Pero también las inflamaciones de las vías respiratorias, por ejemplo infecciones, pueden provocar el asma. Además existe el asma de sobrecarga después de esfuerzos físicos, causado por el enfriamiento de las vías respiratorias después de un intenso esfuerzo respiratorio. También se conocen causas psicógenas.

Las irritaciones se pueden clasificar en dos grupos principales:

- Irritaciones no específicas: todos los asmáticos están expuestos a una serie de irritaciones (irritaciones desencadenantes), como por ejemplo esfuerzos físicos, frío, humo de cigarrillo, perfumes y contaminación
- Irritaciones específicas: entre ellas cuentan el polen, polvo, pelo de animales, moho y alimentos. Estas irritaciones se llaman también alérgenos

Más allá de estas irritaciones hay otros factores que pueden provocar un ataque de asma, como por ejemplo una inflamación de las vías respiratorias causada por un virus o bacterias, sustancias tóxicas en el lugar de trabajo y mucho más.

Posibles síntomas
- Asfixia y apnea
- Un sonido silbante durante la exhalación: la sibilancia
- Ataques de tos, sobre todo durante la noche, con expulsión de mocos espesos

Síntomas de un ataque severo de asma
- La piel se vuelve azulada y la respiración jadeante
- Agotamiento hasta la imposibilidad de hablar
- Desorientación e inquietud
- Los medicamentos de inhalación pierden su efecto usual

Autoayuda
- Evitar los alérgenos
- Ingerir los medicamentos preventivos, aunque se sienta saludable
- Evitar situaciones desencadenantes
- En ataques graves, acudir inmediatamente a urgencias
- Tomar mucho líquido para diluir los mocos

Siempre es mejor ingerir medicamentos preventivos que tener que tratar un ataque agudo. Cada ataque de asma que se puede evitar es un beneficio para la salud. La medicación debe seguir el principio "Tanto como sea necesario, tan poco como sea posible". Eso significa que la terapia básica debe ajustarse de manera que una ingestión adicional de medicamentos sea necesaria solo en casos excepcionales.

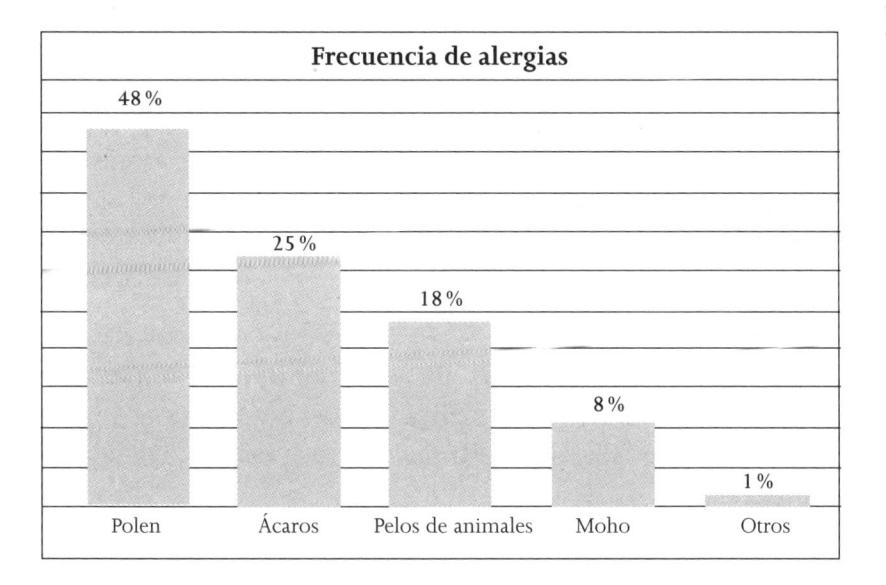

Frecuencia de alergias

Polen	Ácaros	Pelos de animales	Moho	Otros
48 %	25 %	18 %	8 %	1 %

Para lograr un éxito duradero, se necesita la aplicación cuidadosa y regular de los medicamentos formulados, también cuando se presenta un cierto bienestar entre los ataques de asfixia.

El objetivo de la terapia contra el asma es evitar los ataques, mejorar la calidad de vida y recuperar y mantener una función normal y óptima de los pulmones. En los niños se debe anhelar un desarrollo físico y psíquico normal. En la mitad de los casos de niños enfermos, el asma mejora hacia el final de la pubertad.

Alergias a medicamentos

Una alergia a los medicamentos puede ser provocada por medicamentos que se producen a base de químicos, tecnología de genes o plantas. Mientras los antibióticos provocan, con frecuencia, brotes en la piel y, en el caso extremo, también un shock anafiláctico; los analgésicos —por ejemplo— puede provocar tanto alergias como pseudoalergias.

Cuando el médico formula un medicamento, no solamente debe evaluar el beneficio terapéutico sino también tener en cuenta hasta dónde el mismo puede provocar un efecto sensibilizador. Porque, en principio, cada medicamento puede provocar cualquier forma de reacciones alérgicas. Se pueden presentar efectos inmediatos (tipo I), daños celulares (tipo II), daños a causa de conexiones antígeno-anticuerpo (tipo III), así como una alergia retardada.

Los síntomas

Se pueden presentar molestias de cualquier tipo, no importa en qué forma se apliquen los medicamentos. Inyecciones, supositorios, espray o tabletas, todos pueden ser posibles desencadenantes de:

- Rinitis
- Manifestaciones cutáneas como eccemas
- Urticaria
- Asfixia (Asma)
- Inflamación en diferentes partes del cuerpo (por ejemplo, en los labios)
- Molestias en el sistema digestivo

Entre las múltiples reacciones a los medicamentos se debe diferenciar las "verdaderas" reacciones alérgicas de las pseudoalergias, o sea, reacciones de hipersensibilidad (síndrome de intolerancia). En este caso, el sistema inmunológico no está involucrado y no se forman anticuerpos. Con frecuencia, la pseudoalergia está causada por los efectos secundarios, dosificaciones equivocadas o por una reacción de intolerancia.

Todos estos efectos dificultan extremamente el diagnóstico. Porque a veces no es la tableta o el jarabe los que desencadenan la reacción sino sustancias secundarias, ingredientes de la preparación, conservantes o la transformación química de la sustancia en el cuerpo.

Antes de que surja una sospecha de una alergia a los medicamentos, puede pasar mucho tiempo. Casi no existen relaciones típicas entre el medicamento desencadenante y el cuadro clínico que resulta. El diagnóstico se dificulta aún más por el hecho de que la mayoría de los pacientes ingieren más de un medicamento. Los test comunes de alergia resultan negativos, aunque se haya presentado una reacción alérgica. La causa está en la gran variedad de sustancias, conservantes o metabolitos que pueden desencadenar una reacción alérgica. Aparte del test cutáneo, un examen de sangre puede dar indicios sobre la sustancia responsable. Aunque prácticamente cualquier medicamento puede causar reacciones alérgicas o de intolerancia, se han identificado algunas sustancias que presentan un alto riesgo.

Los "medicamentos de riesgo"

- Antibióticos (penicilina, sulfonamidas)
- Medicamentos contra la presión sanguínea alta o contra la diabetes
- Analgésicos (ácido acetilsalicílico, metamizol o diperona, propifenazona). Lastimosamente, en este grupo de sustancias se encuentran muchas mezclas, lo que dificulta más el diagnóstico

Cuando por la historia clínica y los síntomas se sospecha a una alergia o intolerancia a medicamentos, el medicamento en cuestión no se debería seguir usando. Se debe examinar si existe una alternativa. El médico debería elaborar un certificado/carné de alergia. De esta manera, en caso de un accidente o situaciones críticas, se puede saber rápidamente cómo reaccionar. El certificado/carné de alergias se debe mostrar de todas maneras al médico en cada nueva prescripción.

Reacciones alérgicas se observaron también con frecuencia después de la aplicación de un producto de contraste para radiografías. En estos casos, sirve como remedio la ingestión profiláctica de antihistamínicos.

Alergias laborales

Ciertas actividades profesionales pueden causar daños no específicos en la piel, debido a cargas mecánicas o químicas que son tan severas que sobrepasan la fuerza de resistencia individual. En estos casos se habla de un eccema de contacto.

Si existe, además, alergia a una de las sustancias con las que se trabaja, un contacto inofensivo puede causar un eccema de contacto alérgico. En el caso de una alergia a una sustancia inhalada, se habla de una alergia de inhalación. Estos eccemas de contacto son frecuentes entre las enfermedades profesionales cutáneas, porque en muchas profesiones es inevitable el intenso contacto con las sustancias que tienen un potencial irritante o causante de alergias. Además, un daño previo de la piel, sobre todo en forma de un eccema no alérgico debido a la profesión, desempeña un papel importante para la sensibilización alérgica.

Como la función de barrera de la piel está dañada, las sustancias que se usan pueden penetrar más profundamente en el cuerpo, hacer contacto con el sistema inmunológico y, de esta manera, facilitar una sensibilización alérgica. Precisamente, por este peligro de sensibilización secundaria, en el caso de un preexistente eccema tóxico de contacto, cada eccema en las manos se debe tratar de manera cuidadosa.

Grupos de profesiones y alérgenos

- Panaderos, pasteleros: colorantes, carbonato amónico, levadura, ácido cítrico, aceite de almendras amargas, canela, ácido benzoico, éster etílico de para-hidroxibenzoico.
- Floristería, jardineros: insecticidas, fungicidas, abono químico.
- Empleados de oficina: tintas, papel carbón, lápiz, tintas de impresión, papel de fotocopiadora, pegantes.
- Electricistas: material de aislamiento, sustancias de soldadura, látex, sustancias de caucho.
- Peluqueros: tinturas de pelo, decolorantes, fijadores, sustancias para permanente (derivados del ácido tioglicólico), sales metálicas, perfumes, caucho (látex).
- Amas de casa: detergentes, sustancias en jabones, blanqueadores (en detergentes), trementina, betún, limpiamuebles, cera para el piso, polvo de hornear, caucho (látex), sales de cromo, sales de níquel, cremas para cuidar la piel.
- Esteticistas: alcaloides, lanolina, eucerina, parabenos, cloroacetamida, colorantes, conservantes, tioglicolato, resina artificial, hexaclorofeno, aldehído cinámico, bálsamo del Perú, perfumes, caucho (látex), cremas para cuidar la piel.
- Agricultores: insecticidas, fungicidas, abono artificial, grasa de cal, lubricantes, grasas de hidráulica, gasolina diésel, medicamentos veterinarios.
- Constructores: sales de cromo, sales de cobalto, sales de níquel, sustancias para endurecer el concreto.
- Trabajadores metalúrgicos: aceites, aditivos de petróleo, grasas de lubricación, grasas para taladrar y cortar, agua de soldadura, aditivos de refrigerantes, aditivos de gasolina, anticorrosivos.
- Profesiones de la salud: guantes de látex, desinfectantes, diversas sustancias en medicamentos de aplicación local (lanolina, eucerina, grasa de lana, alcaloides de la cera de lana, mentol, timol, resorcina, alcanfor, bálsamo del Perú),

anestésicos locales, quimioterapéuticas, antibióticos, ácido isonicotínico, aceites etéreos, neuroléptica.

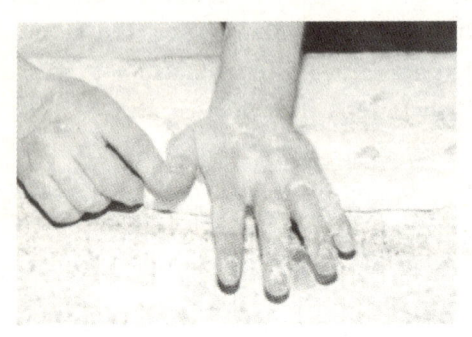

Si alguien sufre de un eccema en las manos, una condición importante, aparte de la terapia, es la diminución de la carga sobre la piel. Cuando los fines de semana y en las vacaciones se muestra una mejoría, eso es una señal de que la carga profesional es desencadenante.

Pero también las cargas en la vida privada como en los quehaceres domésticos o el hobby, se deben evitar. Mientras el eccema de contacto no alérgico puede estar acompañado de enrojecimiento, grietas, supuración y espesamientos en la piel, la aparición de vesículas o nódulos del tamaño de una cabeza de alfiler indican una alergia. Si se trata de una alergia, el solo cuidado de la piel no es suficiente, porque el alérgeno puede llegar a la piel de una manera insospechada (en el caso extremo hasta por cremas de mano). En el caso de una alergia, la determinación del alérgeno, su prevención y un medicamento antiinflamatorio o antialérgico son indispensables.

Conjuntivitis

La conjuntivitis alérgica puede ser provocada por distintos alérgenos, como por ejemplo:

- Polen
- Cosméticos
- Conservantes

En el desarrollo de una reacción alérgica se presenta un enrojecimiento de los ojos, acompañado por un fuerte ardor, picazón y flujo de lágrimas.

Rinitis alérgica durante todo el año

Diferente a la fiebre del heno, que solo aparece en la temporada de alta concentración de polen en el aire (temporal), la rinitis alérgica durante todo el año es provocada por los alérgenos que rodean al alérgico todos los días, como pelo de animales, ácaros, látex natural o ciertos alimentos. Los síntomas de la rinitis alérgica durante todo el año se parecen a los de la fiebre del heno.

Intolerancia al gluten

En el caso de una intolerancia al gluten —también celiaquía— el cuerpo reacciona hipersensible a la proteína del cereal o gluten. El gluten es un componente del cereal. Esta enfermedad afecta a una de cada 1000 personas, más a las mujeres que a los hombres. El gluten se encuentra sobre todo en el trigo, la cebada, el centeno y la avena. Se afecta la mucosa del intestino delgado y se limita en su funcionamiento, lo que dificulta la recepción de las sustancias nutritivas de los alimentos.

La intolerancia al gluten es una enfermedad crónica que puede aparecer a cualquier edad. La función de la mucosa se puede recuperar y mantener por medio de una alimentación libre de gluten.

Existe una tendencia a la transmisión por herencia. En algunos países se presentan más casos de celiaquía (Suecia e Irlanda).

Una intolerancia al gluten provoca cambios en la mucosa del intestino delgado, lo que afecta la función del colon. Las consecuencias son pérdida de peso y diarrea, así como carencia de vitaminas y minerales, sobre todo hierro y calcio, que no se pueden absorber de manera suficiente. En los niños se retrasa el crecimiento. Existe el peligro de deshidratación (exicosis) por la pérdida masiva de líquidos durante posibles diarreas graves. La falta de hierro puede llevar a un permanente cansancio y hasta causar anemia a largo plazo.

Una celiaquía se puede detectar por medio de muestras del tejido del intestino delgado. Para eso basta una endoscopia del duodeno (en el marco de una gastroscopia). A veces se necesitan adicionales endoscopias especializadas así como tomas de muestras.

Con la ayuda de una muestra de sangre se pueden comprobar anticuerpos especiales que aparecen en esta clase de enfermedades.

El paciente tiene que alimentarse libre de gluten durante toda la vida. Tiene que desistir de pan, pasta, postres, salsas y alimentos apanados. Un experto en nutrición puede elaborar un menú equilibrado, a pesar de las limitaciones.

Se puede comer sin problemas arroz, mijo, maíz, papas, soya, carne, leche, frutas, verduras huevos y galletas de harina de maíz. Es aconsejable ingerir también aditivos multivitamínicos y minerales.

Celiaquía en los niños

La intolerancia al gluten se muestra ya en el bebé después de la primera comida con unos de esos cereales. Aparecen problemas de digestión. La barriga se hincha y es sensible a la presión. Los excrementos son grasosos y de un color de lodo o como diarrea aguda. El bebé llora o acerca las piernas a la barriga. En estos casos, se tienen que usar necesariamente cereales libres de gluten como maíz, quinua, amaranto, mijo o arroz. Existen también papillas ya preparadas, mezclas de harinas o panes para alérgicos al gluten. Algunos niños reaccionan a la proteína del trigo también con un comportamiento hiperactivo.

La expectativa de vida de los pacientes con celiaquía es la misma que la de otras personas. En los niños se debe mantener exactamente la dieta prescrita para evitar posibles trastornos de crecimiento. En los adultos, un descuido en la dieta puede aumentar el riesgo de una osteoporosis. En 10 % de los niños enfermos, se puede tratar de una alergia transitoria al gluten.

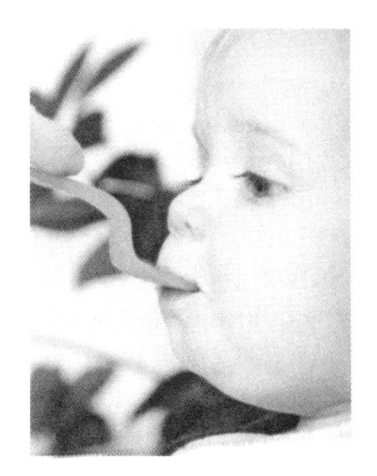

Alergia al ácaro

Los ácaros son arañas minúsculas (entre 0,1 y 0,5 milímetros) que no se pueden ver a simple vista. Son un componente natural del ecosistema de cualquier hogar, o sea, no son una señal de falta de higiene o limpieza. La mayor parte de su alimentación la produce el hombre con la caspa de su piel.

Los ácaros viven en todas partes donde encuentran condiciones favorables y alimento, sobre todo en textiles como tapetes, alfombras, colchones, almohadas, cobijas y hasta en la ropa o peluches. Como los ácaros evitan la luz, raras veces se encuentran en la superficie de los textiles, sino entre las fibras.

La contaminación con ácaros difiere entre las casas y depende sobre todo de las condiciones climáticas y los costumbres de los habitantes. La concentración más grande se puede observar en los lugares donde las personas están sentadas o acostadas y donde se cambian o se peinan, porque allá la producción de caspa es más alta. A nivel geográfico, se encuentran las concentraciones más altas en regiones calientes y húmedas, mientras que las alturas de las montañas o las regiones secas y desiertas, generalmente, son libres de ácaros.

Se desconocen las causas de la predisposición alérgica de algunas personas. Pero se sabe que el sistema inmunológico de los alérgicos a los ácaros reacciona a ciertas proteínas de los excrementos de estos animales. Cuando se inhalan estas proteínas, el cuerpo produce anticuerpos que, entre otras cosas, provocan la liberación de histamina, la que produce enrojecimiento, estrechamiento de las vías respiratorias o aumento de permeabilidad de líquidos de los vasos sanguíneos (inflamación).

A diferencia del polen, los ácaros existen durante todo el año, aunque por los cambios en las condiciones climáticas la concentración de los ácaros varía durante el año. Por eso, una alergia a los ácaros se clasifica entre las alergias de todo el año o alergia permanente.

La cama, un paraíso para los ácaros
Los ácaros encuentran sus condiciones ideales en temperaturas entre los 25 y 30 °C y una humedad entre el 65 y 80%. Un gran depósito de ácaros en la casa es, sobre todo, el colchón de la cama: ofrece suficiente alimento, en forma de la caspa humana, y garantiza además humedad y calor. ¡En promedio viven unos 10 000 ácaros en una cama!

Las consecuencias se manifiestasn sobre todo en las vías respiratorias, ojos y nariz. Los síntomas más frecuentes son:

- Nariz tapada o con mucha secreción y ganas de estornudar,
- Ojos rojos
- Asfixia, a consecuencia del estrechamiento de los bronquios
- Empeoramiento del eccema en los niños

Las molestias aparecen durante la noche, por la mañana al despertarse o también cuando se arregla la cama. El máximo nivel de los síntomas se alcanza cuando el tiempo es húmedo y caluroso, o sea al final o al comienzo de la temporada en la que se prende la calefacción. Aunque la mayoría de los ácaros mueren al comienzo de este periodo a causa de la baja humedad ambiental, los síntomas llegan precisamente en estos momentos a su punto máximo porque se ha acumulado la máxima cantidad de excrementos. Estos montoncitos de excrementos se secan, se deshacen y se arremolinan como polvo fino, de tal manera que se inhalan después con cada respiración.

Alergia al pelo de animales

Una alergia al pelo de animales es una hipersensibilidad a las proteínas que provienen de mascotas. Estas proteínas se pueden encontrar en la caspa de la piel, en el pelo, en la saliva o en la orina del animal. Con frecuencia provocan molestias en los ojos (conjuntivitis) y en la mucosa (fiebre del heno y asma). Las proteínas, que son totalmente inofensivas para personas no alérgicas, provocan en las personas afectadas una reacción alérgica. La predisposición a una hipersensibilidad, con frecuencia es hereditaria.

Síntomas de una alergia al pelo de animales

- Estornudos y mucha secreción nasal (fiebre del heno)
- Picazón y ojos lagrimosos (conjuntivitis)
- Asfixia como consecuencia del estrechamiento de los bronquios
- Empeoramiento de un eccema en forma de una erupción permanente

> **¿Es posible ser alérgico a todos los animales?**
> No, por lo menos no se conoce tal caso. Lo más común son las alergias solo a los gatos o solo a los caballos. En el

> caso de una alergia al pelo de perros, esta puede ser limitada a una o a pocas razas. El tratamiento más seguro para una alergia a los animales es quitar el animal en cuestión del entorno del alérgico. Se debe tener cuidado también con ropa o muebles hechos de pelos de animales. Porque también las pieles, prendas, alfombras y otros objetos fabricados con pelo de animales pueden contener estos alérgenos (por ejemplo un abrigo de piel de camello, colchón de crin, alfombras de piel de animales o lana de oveja para niños).

Las alergias más comunes son a los gatos y perros. Pero se conocen también alergias a roedores como ratas, ratones, conejillos de India o hámster así como a los pájaros, aves de caza y corral, caballos y vacas.

Gatos: el alérgeno de los gatos se transmite sobre todo con la saliva y las lágrimas y humedece de esta manera el polvo y las partículas en suspensión en la casa, lo que provoca las reacciones alérgicas. Gracias a las cualidades de este polvo para mantenerse en el aire, el alérgeno del gato se queda hasta meses después de la salida del animal de la casa. Investigaciones mostraron que estos alérgenos se transportan también a las habitaciones donde jamás ha entrado un animal. Así se pudo comprobar, por ejemplo, en un jardín infantil concentraciones que bastan para desencadenar alergias o ataques de asma en niños sensibilizados. El alérgeno del gato entró al jardín por medio de la ropa de aquellos niños que tenían gatos en la casa y se pudo comprobar en las muestras del polvo en el aire.

Perros: las sensibilizaciones al pelo de perros se pueden dar de manera específica según la raza. Se debería examinar si existe una sensibilización al propio perro. Los alérgenos de los pelos de perros contienen un potencial de sensibilización relativamente bajo comparado con el alérgeno de los gatos; el alérgeno de los perros no se queda en el aire de la manera arriba descrita.

Pájaros: los pájaros también pueden causar alergias. Los desencadenantes son, en estos casos, tanto las plumas como los excrementos. Los ácaros de los pájaros igualmente pueden ser la causa. En estos casos existe también una sensibilización a los ácaros del polvo en la casa. Los síntomas —generalmente ataques de asfixia— aparecen con frecuencia después del primer contacto con el pájaro o después de limpiar la jaula. Otro tipo de enfermedad con una reacción retardada (formación del complejo inmunológico tipo III), se presenta en los casos del llamado "pulmón del dueño de pájaros". Esta enfermedad que se observa con frecuencia en los palomeros, aparece de tres a seis horas después del último contacto con los pájaros con síntomas como fiebre, tos, escalofríos, náuseas y asfixia. Si con este cuadro clínico no se evita otro contacto con estos animales, se puede presentar un estado que amenace la vida.

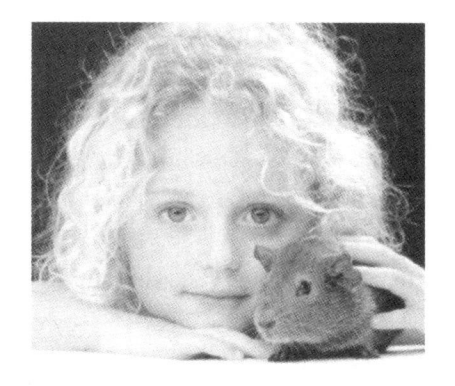

El término "alérgenos de interior" se refiere, por ejemplo, a ácaros o moho, es decir, alérgenos que se presentan sobre todo dentro de la casa. Durante muchos años se creyó que los síntomas de alergias vinculadas a animales disminuyen cuando se evita el contacto con los animales. Pero el límite entre los alérgenos de los pelos de animales y los alérgenos de interior no se puede determinar tan fácilmente. Los científicos comprobaron que los pelos de animales solo actúan en una muy pequeña proporción como desencadenantes directos. Más bien son las caspas y la saliva (donde se encuentran también pelos) los que causan los síntomas. Estos causantes son mucho más difíciles de evitar que a los mismos animales. Cualquier edificio público o medio de transporte público son potencialmente "terreno alérgeno". Aunque los pelos de gato que desencadenaron la alergia se quitaron hace tiempo de la casa, las huellas de la saliva se pudieron comprobar todavía años después en el tapete. Los alérgenos de los pelos de vaca que se traen de las vacaciones en una granja, siguen activos durante por lo menos 60 días. Eso dificulta la diagnosis porque, normalmente, no se vincula la visita a una granja con el ataque de asfixia dos meses después.

Pero, en el caso de una alergia al pelo de animales, ¿cuál es la consecuencia si el lugar del "peligro alérgeno" no se limita a los animales? Uno tiene que mantenerse lejos de los animales, pero también fijarse en la asepsia de la casa. Igual que en el caso de una alergia a los ácaros, se recomienda mantener la casa "baja en alérgenos": limpieza profunda y regular con una aspiradora con filtros especiales, eliminación de potenciales "esquinas de moho", en vez de un tapete, mejor instalar piso de madera o baldosa. Además se deben sacar de la casa todos los objetos donde los alérgenos se "sienten bien", como almohadas de peluche o cortinas de terciopelo.

Si es necesario, se usan con más frecuencia los siguientes medicamentos:

- Antihistamínicos
- Glucocorticoides
- Beta-2 miméticos

Autoayuda

- Evite el contacto con mascotas, tanto en la casa como en su entorno.
- Lávese bien las manos después de cada contacto con animales.

Para los dueños de animales domésticos, seguramente es muy duro si se dan cuenta de que una alergia los obliga a separarse de su querida mascota. Pero hoy en día casi la tercera parte de los dueños de mascotas sufren de una de estas alergias, sobre todo los dueños de gatos y conejillos de India.

Fiebre del heno
Los síntomas

- Picazón en la nariz
- Cambios en la de voz
- Ganas de estornudar
- Atonía
- Mucosa inflamada
- Depresión
- Mucha secreción nasal
- Falta de sueño
- Ojos rojos, lagrimosos y que pican
- Alergia contra alimentos

La fiebre del heno es la enfermedad alérgica más común. Se origina, con frecuencia, en una predisposición innata para una sobrerreacción contra los componentes de la proteína de ciertos pólenes. El polen llegan al aire durante la temporada de floración de árboles o hierbas. La fiebre del heno es una enfermedad seria y no se debe tomar a la ligera. Eso vale sobre todo cuando se presenta con regularidad y dura largo tiempo.

Generalmente la fiebre del heno se desarrolla en la niñez o en la adolescencia. Pero se observa cada vez más una aparición espontanea por primera vez en adultos.

Puede haber complicaciones cuando los síntomas no se limitan a las vías respiratorias superiores. Cuando aparte de las molestias en el espacio nasofaríngeo aparecen también síntomas en las vías respiratorias inferiores —los bronquios— como tos y/o asfixia, se habla de un "cambio de piso", sobre todo cuando los síntomas de la fiebre del heno van desapareciendo y los síntomas del asma dominan. El riesgo de enfermarse de asma se duplica o triplica en las personas con fiebre del heno. Cuando la enfermedad se trata a tiempo, el desarrollo de un asma alérgico se puede evitar o, por lo menos, retrasar.

Cada tercer alérgico al polen sufre adicionalmente de una alergia a ciertos alimentos. La causa está en una reacción del sistema inmunológico que se llama "reacción cruzada". En estos casos, el sistema inmunológico no solo reacciona a los alérgenos del polen sino también a sustancias parecidas en los alimentos. Su hipersensibilidad a ciertos alimentos depende, más que todo, de los pólenes a los cuales es alérgico. Así, por ejemplo, los alérgicos al polen del abedul también reaccionan alérgicamente a las nueces y frutos secos. Los síntomas pueden ser ligeros o, también, muy graves.

El polen
El polen transmite los genes masculinos de las plantas. Se libera y es llevado a otras plantas por los insectos o el viento. Las plantas se clasifican en las que se polinizan por el viento o por insectos. Para el alérgico, el polen de las plantas que se polinizan por insectos representa menor "amenaza", porque es relativamente pesado y pegajoso y no aparece en cantidades tan grandes. En cambio, las plantas que se polinizan por medio del viento producen grandes cantidades de polen, pequeño y seco. Una espiga de centeno, por ejemplo, libera más de cuatro millones de granos de polen. Una concentración de 50 granos de polen por cada metro cúbico de aire es suficiente para desencadenar una reacción alérgica. Los granos de polen pueden ser arrastrados a una distancia de hasta 400 kilómetros, dependiendo de las condiciones del viento. Las temporadas de la alta concentración de polen en el aire tienen sus hitos según la clase de plantas.

Alergia al polen - reacciones cruzadas - alergia a los alimentos

Una alergia a alimentos se puede presentar en pocos segundos, con los siguientes síntomas:

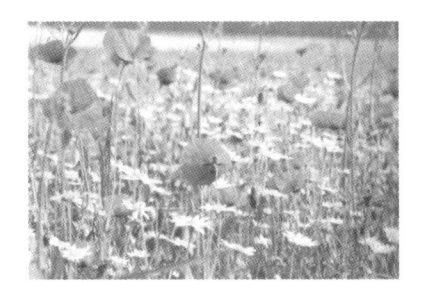

- Picazón en el paladar duro
- Inflamación de la mucosa de la lengua
- Inflamación de la mucosa de la boca
- Inflamación de los labios
- Formación de pequeñas vesículas en la boca
- Inflamación de la cara
- Inflamación de la faringe con peligro de asfixia
- Enrojecimiento de la piel con sensación de calor
- Náuseas
- Vómito
- Síntomas asmáticas
- Shock anafiláctico

La fiebre del heno durante el año
Rinitis primaveral: polen de árboles (por ejemplo abedul, aliso, avellano, olmo, etc.).
Rinitis de verano: polen de hierbas (pasto, malezas).
Rinitis otoñal: polen de hierbas, sobre todo la artemisa, también esporas de moho.

Lastimosamente, en algunos casos, la única manera es huir del polen. Con la ayuda de un calendario que muestra las temporadas de alta concentración de diversos pólenes o de un servicio especializado en esta información, se puede comprobar cuándo vuelan las diferentes clases de polen. En días soleados con mucho viento, se deben evitar las estadías al aire libre, sobre todo en prados y en el campo. Además, se debe lavar el pelo todos los días y no se debe guardar en el dormitorio la ropa que puede contener polen. Los alérgicos deberían dormir con las ventanas cerradas.

En el caso de molestias alérgicas ligeras, se recomienda la aplicación de antihistamínicos. Estos medicamentos existen en forma de gotas para los ojos o espray para la nariz. Los antihistamínicos modernos, que no producen sueño, se pueden ingerir una vez al día en tabletas. Es importante seguir con el tratamiento hasta el final de la temporada de polen. Aun cuando esté lloviendo y no haya tanto polen en el aire, se pueden presentar reacciones alérgicas.

> **Pregunta de una paciente**: Mi nariz está totalmente tapada porque sufro de fiebre del heno. Aunque estoy amamantando, ¿puedo tomar un medicamento para esto?
>
> **Respuesta del experto**: Los medicamentos se deben tomar solo en casos muy graves. Pero si su nariz le molesta demasiado, puede realizar lavados con una solución salina. Todavía se desconoce si los espray nasales que contienen antihistamínicos o cortisona y las tabletas con antihistamínicos entran en grandes cantidades a la leche materna. De algunos medicamentos sí se sabe con certeza que llegan a la leche materna. Pero hasta ahora no se observaron daños en los bebes. Sin embargo, debería aplicar estos medicamentos con mucho cuidado. Consulte, de todas maneras, a su médico de cabecera.

Los remedios para desinflamar la mucosa nasal solo se deben aplicar por un corto tiempo (máximo cinco días). De otra manera, existe el peligro de que la mucosa se seque aún más y que se presente una inflamación causada por los mismos medicamentos (rinitis medicamentosa). La mucosa seca empeora, además, la reacción alérgica; por eso, la mucosa se puede cuidar durante el día con un espray de sal marina. Se recomienda lavar la nariz por la noche con una ducha nasal y una solución salina isotónica. Las molestias alérgicas mejoran, con frecuencia, de esta manera.

En casos con síntomas severos se recomienda una terapia con una combinación de los mencionados antihistamínicos y medicamentos con cortisona que se aplican de forma local (corticoides).

> **¿Qué tiene que ver la fiebre del heno con el heno?**
> La expresión fiebre del heno es equívoca, porque no está provocada por el heno sino por el polen. El médico habla de polinosis o rinitis alérgica. Esta es desencadenada por aeroalérgenos. Apenas la concentración de polen en el aire alcanza cierto límite, que varía según la clase de plantas, en el alérgico se presenta un ataque de polinosis.

El diagnóstico de "rinitis alérgica" se puede confirmar con un simple test, como por ejemplo el test de Prick, donde se rasguña la piel con una aguja y se aplica un alérgeno sospechoso. Si se pueden comprobar una o más proteínas desencadenantes de alergias, el paciente tiene la posibilidad de evitar "sus" alérgenos. Los exámenes de sangre pueden ayudar también en la búsqueda de los causantes de los síntomas de las alergias.

Calendario de floración (válido para Europa Central)

Clase de plantas	IC	C	Feb.	Mar.	Abr.	May.	Jun.	Jul.	Ago.	Sept.	Oct.
Avellano	XXX	P									
Aliso	XXX	P									
Álamo	XX	P									
Olmo	XX	P									
Abedul	XXX	P									
Haya roja	X	P									
Roble	X	P									
Fresno	X	P									
Lila	X	I/A									
Diente de león	X	A/I									
Colza	X	I									
Sauce	XX	P/I									
Cola de zorro	XXX	P									
Carpe	X	P									
Saúco negro	X	PI/A									
Lúpulo	X	P									
Jazmín falso	X	I									
Dáctilo	XXX	P									
Plátano	XX	P									
Raigrás	XXX	P									
Robinia	X	I									
Centeno	XXX	P									
Llantén	XXX	P									
Espiguilla	XXX	P									
Ortiga	X	P									
Heno blanco	XXX	P									
Aligustre	X	I/A									
Fleo	XXX	P									
Pata de ganso blanco	X	P									
Cebada	XX	P/A									
Avena	XX	P/A									

Acedera	XXX	P							
Tilo	X	I/P							
Trigo	XX	P/A							
Tortero	XXX	P							
Artemisa	XXX	P							
Maíz	X	P							

IC = Importancia clínica:
XXX alérgeno muy común y potente
XX   alérgeno bastante común pero poco potente o muy raro y potente
X   alérgeno muy raro o poco potente
C = Clase de polinización   P = Plantas anemófilas – I = Polinización por insectos – A = Autopolinización
Explicación:
Temporada alta de floración   Pre y post floración

No solo es importante luchar contra los síntomas de la fiebre del heno que ya se presentaron y calmarlos, también lo es evitar las reacciones alérgicas en general. Esto se logra atendiendo una reglas de comportamiento básicas. Si el médico recomienda un medicamento antialérgico (por ejemplo un antihistamínico), este se debe ingerir siempre un tiempo antes (alrededor de una media hora) de un inevitable contacto con el alérgeno. Este modo de aplicación es importante para frenar la acción de la histamina en el cuerpo y para así evitar la aparición de los síntomas. Algunos espray nasales se deberían aplicar algunas semanas antes de la temporada de alta concentración de los pólenes correspondientes para tener su óptimo efecto.

Otra posibilidad para algunos alérgicos al polen es la hiposensibilización o terapia inmunológica específica. Este método no les sirve a todos los pacientes y no tiene el mismo efecto sobre todos los alérgenos. La hiposensibilización es un proceso bastante complicado y costoso, que a veces debe ser aplicado durante años una y otra vez (ver capítulo "las terapias").

> **Sin miedo a la cortisona**
>
> Algunos espray nasales contienen cortisona. Pero este hecho no debería inquietar al alérgico. Un tratamiento local con un espray de cortisona se tolera bien y no muestra los mismos efectos secundarios que pueden aparecer durante la ingestión de tabletas de cortisona o inyectándola. Estos medicamentos son importantes porque ayudan a controlar la inflamación y a evitar efectos tardíos, como por ejemplo un asma bronquial.

Alergia al huevo

El alérgico al huevo no reacciona a todo el huevo sino solo a ciertas sustancias, las proteínas. "Proteína" es solo el término general para todo un grupo de sustancias nutritivas. Algunos causantes de la alergia del huevo —por ejemplo la ovoalbúmina— son destruidos durante la cocción. Pero como otras proteínas son resistentes al calor, el alérgico debe evitar el huevo de todas maneras. Esto no solo vale para preparaciones con huevos sino también para todos los productos que podrían contener algo de huevo.

Los huevos se usan en los más variados productos:

- Como aglomerante en productos de panificación y pastelería, comidas apanadas, albóndigas de papa o harina
- Como emulsionante en salsas, cremas, mayonesa y licores
- Como leudante, en dulces elaborados
- Como agente esponjoso en postres y ponqués

En la etiqueta debe aparecer como ingrediente:

- Huevo entero
- Clara de huevo
- Yema de huevo

- También se debe tener cuidado con palabras que empiezan con "ovo"

En algunos productos no se sospecha de la presencia de proteína de huevo, pero este aparece, por ejemplo, en ensaladas preparadas, comidas apanadas, platos precocidos de verdura, albóndigas, platos de pasta, salsas, aperitivos, galletas, helados, galletas navideñas, algodón de azúcar y muchos dulces. Para cubrir la necesidad de proteína sin consumir huevos, se necesita una alimentación balanceada.

Alergia al veneno de insectos

Abejas, avispas, avispones o abejorros, además de causar picaduras dolorosas, pueden provocar situaciones peligrosas que amenacen la vida de la persona cuando el afectado reacciona de manera alérgica al veneno de la picadura. Aunque la persona ya haya sido picada una vez por una abeja o una avispa, sin mostrar ninguna reacción alérgica, esta puede aparecer en la próxima picadura como reacción errónea del organismo. De esta manera, puede manifestarse desde una fuerte reacción local con enrojecimiento y picazón hasta una reacción sistémica de diferentes niveles.

¡OJO! Alergia al veneno de insectos
Más de tres millones de alemanes sufren de alergia al veneno de insectos. Después de una picadura puede aparecer sudoración, asfixia, mareo, temblores o náuseas. En el peor caso se produce un shock anafiláctico con pérdida de la conciencia, parálisis de la respiración y colapso circulatorio. Sin ayuda médica, este shock puede ser fatal.

La sustancia de la picadura que entra por vía sanguínea causa una urticaria generalizada o una inflamación de las mucosas (edema de Quincke). Este último es extremamente peligroso si aparece en el área de la faringe y obstruye la tráquea. En algunas personas se afectan, sobre todo, las vías respiratorias y se desarrolla una fuerte rinitis o un asma con asfixia. Muy dramática es la reacción anafiláctica, con síntomas como sudoración, asfixia y colapso que pueden ser vinculados con la pérdida de conciencia (coma), náuseas, vómito o calambres.

En pacientes que reaccionan de manera alérgica a picaduras de insectos, se debe aplicar la hiposensibilización. De esta manera, el sistema inmunológico es confrontado con el veneno de los insectos y se reduce la sensibilidad.

Como existe el peligro durante la temporada del vuelo de insectos, cada alérgico debe seguir ciertas reglas para evitar picaduras. Además, es recomendable llevar consigo un kit de emergencia que contenga pinzas (para quitar el aguijón) y una venda para comprimir y disminuir la entrada del veneno al flujo de la sangre. En cuanto a medicamentos, un antialérgico (antihistamínico) que actúe rápidamente puede evitar la liberación de histamina y, con eso, la exagerada reacción inmunológica.

El shock alérgico se trata con adrenalina, cortisona y, de pronto, con una infusión.

¡OJO! Emergencia

Cuando estas señales siguen a una picadura, se debería acudir inmediatamente a un médico:

- Fiebre
- Náuseas
- Inflamación creciente con erupción
- Dolor en el pecho
- Dolor de cabeza

- Mareo
- Estrechamiento de las vías respiratorias o del pecho,
- Dificultad al respirar

Estas señales pueden indicar una alérgia y amenazar la vida

URTICARIA POR FRÍO

Esta forma de urticaria provoca el enrojecimiento de la piel, con picazón, como reacción a una sensación de frío. No es una "verdadera" alergia (con una reacción antígeno anticuerpo), sino más bien una pseudoalergia producida por un desencadenante físico. En este mismo grupo encontramos también afecciones cutáneas provocadas por presión, sol o calor.

En esta forma de reacciones cutáneas, una irritación por el frío desencadena la producción de histamina en el mismo lugar donde el frío afecta la piel. Las consecuencias son enrojecimiento, inflamación y una fuerte picazón. Aunque la urticaria por frío es desagradable, no es peligrosa. Pero si una gran superficie de piel está expuesta al frío, entonces se libera, en proporción, gran cantidad de histamina que llega por la sangre a otras regiones del cuerpo en pocos minutos. Esto provoca un pulso acelerado, caída de la presión sanguínea, un fuerte dolor de cabeza, asfixia y shock circulatorio. En la literatura médica se encuentran informes sobre accidentes mortales en el agua como consecuencia de una urticaria provocada por el frío. Esta forma de la urticaria se puede comprobar por un alergólogo por medio de un simple test con cubos de hielo en la cara anterior del antebrazo. Se colocan varios cubos de hielo en el antebrazo y se eliminan en diferentes tiempos. Si aparecen las típicas señales en la piel, el diagnóstico es obvio.

Alergia de contacto

Una alergia de contacto surge cuando la piel o la mucosa tienen contacto con un alérgeno. En el primer contacto con la sustancia causante de la alergia todavía no se presenta una reacción alérgica, pero el cuerpo ya se prepara para los siguientes contactos. En el próximo contacto aparece la reacción. La sensibilización activa el sistema inmunológico de la piel. Así que en la piel empieza la reacción inflamatoria para rechazar el alérgeno.

El afectado se puede dar cuenta de que el repetido contacto con el alérgeno causa enrojecimiento e inflamación en la piel, acompañados por una extrema picazón y, a veces, ardor. Después, aparecen pequeñas vesículas que finalmente se sanan dejando una piel extremamente seca y con escamas. En el estado agudo, esta enfermedad se llama dermatitis de contacto. Si se vuelve crónica porque el cuerpo sigue en contacto con la sustancia desencadenante, se habla de una eccema de contacto.

En este caso, los alérgenos se transportan por el flujo linfático o los vasos sanguíneos a otras partes del cuerpo. De esta manera, pueden aparecer también reacciones alérgicas en regiones de la piel que no tenían ningún contacto con el alérgeno. Los eccemas crónicos de contacto tienen una apariencia un poco diferente. La reacción inflamatoria inicial va desapareciendo. Los focos suelen formar escamas. Hay un engrosamiento de la piel, en una reacción extrema. Antes de la terapia se necesita un cuidadoso estudio de la historia clínica. Se debe comprobar exactamente cuáles son las sustancias del entorno diario del afectado que pueden ser posibles alérgenos. La localización y el momento en el que aparece el eccema son importantes indicios.

Un sinnúmero de sustancias y productos entran aquí en cuestión:

- Níquel (en botones de la ropa o joyas de fantasía)
- Productos para el pelo

- Cosméticos
- Pomadas
- Cremas
- Aerosoles
- Joyas
- Monturas de gafas
- Ayudas auditivas
- Relojes
- Ropa

Cuando la búsqueda determina algunas posibles sustancias causantes de la alergia, se puede aplicar un test epicutáneo (test con curitas). Si en el test de alergia se comprueba que el causante es una sustancia indispensable en la profesión del afectado, el médico debe informar al gremio correspondiente.

Esta información también es necesaria cuando solo se sospecha de tal alergia. En consecuencia, se debe verificar si el afectado está en condiciones de seguir ejerciendo su profesión.

La base de la terapia del eccema de contacto es evitar el alérgeno. Esa es la condición para un tratamiento exitoso a largo plazo. En cuanto a medicamentos, generalmente se aplican corticosteroides. Se pueden aplicar en forma de cremas. En el caso de eccemas con secreción, se recomiendan compresas húmedas con el medicamento; en las formas secas se usan cremas grasosas.

Posibles complicaciones
- Rascarse empeora la picazón y mantiene el proceso inflamatorio, así la sanación se retarda o se impide.
- No solo los síntomas molestos son problemáticos, sino también la carga psicológica. Estas enfermedades con frecuencia no permiten una vida profesional normal.
- Otra complicación es la infección de las partes inflamados de la piel con ciertas bacterias.

¿Eccema alérgico o tóxico?

Los eccemas de contacto tóxicos son la consecuencia de un daño directo de la piel por una sustancia química o por influencias físicas sobre la piel. Estos también puede afectar a personas que no son alérgicas cuando tienen contacto con esta sustancia, esta es una importante diferencia con el eccema de contacto alérgico.

Entre las sustancias que llevan al eccema tóxico están las siguientes:

- Ácidos
- Lejías
- Jabones
- Disolventes
- Rayos UV

En el área de contacto con la sustancia, en la piel se desarrollan síntomas característicos como enrojecimiento, inflamación y vesículas.

Cuando se evita el contacto, los eccemas desaparecen. Durante el proceso de sanación, aparece con frecuencia escamas o se desprende la epidermis. En casos graves, se pueden presentar ampollas o necrosis (áreas de piel muerta). A diferencia del eccema de contacto alérgico, el eccema tóxico se limita estrictamente al área de contacto con la sustancia tóxica. El mejor ejemplo para un eccema tóxico es la quemadura de sol.

Como tratamiento, se pueden aplicar localmente cremas con cortisona. Cuando los síntomas retroceden, la piel debería tratarse durante unos 14 días más con una crema grasosa.

> **Pregunta del paciente:** Mi hijo de ocho años tiene una fuerte alergia a los detergentes. En la casa usamos un producto que él tolera, pero cada vez que usa una toalla fuera de la casa, llega con las manos enrojecidas y con picazón.

> **Respuesta del experto:** Evite el contacto con objetos que se lavaron con otros productos. Explíquele a su hijo de qué se trata y él aprenderá rápidamente a cuidarse. Lo mejor sería darle un "kit de higiene" con una toalla y un limpión. De esta manera se evita el contacto con las sustancias que le causan la alergia.

Intolerancia a la lactosa

Los pacientes con intolerancia a la lactosa no pueden digerir completamente la lactosa. La lactosa se encuentra en la leche u otros productos lácteos y normalmente se descompone en el intestino delgado en glucosa y galactosa.

La enzima responsable para esta descomposición se llama lactosa; en los casos de intolerancia a la lactosa, esta enzima no existe o solo en una cantidad insuficiente. Cuando llega una gran cantidad de lactosa al intestino grueso, las bacterias lo usan como "comida". Como producto de la descomposición, y dependiendo del grado de la falta de lactosa, se producen grandes cantidades de gases y ácidos orgánicos. Para el paciente, eso significa dolor de estómago, gases, diarrea y náuseas. Si aparecen adicionalmente erupciones en la piel, urticaria, asma, rinitis o dolores de cabeza, se debe pensar en la posibilidad de una alergia a la leche. A diferencia de la intolerancia a la lactosa, en esta forma de alergia los síntomas aparecen ya con la ingestión de la más mínima cantidad de leche.

El médico puede comprobar una intolerancia a la lactosa de tres maneras:

En los primeras dos métodos se aplica en ayunas una cantidad determinada de lactosa (50 mg diluida en agua). En el primer caso se mide la glucosa en la sangre antes y después de tomar esta solución. Si existe una falta de lactosa, el nivel de glucosa en la sangre no sube o solo muy poco.

En el segundo caso se mide el aumento del contenido de hidrógeno en el aliento que se produce como producto de la digestión incompleta de la lactosa.

El tercer método es el examen de muestras de la mucosa que se toman durante una colonoscopia, que permite una prueba adicional sobre otras enfermedades del colon.

Lo más recomendable es evitar o reducir el consumo de leche y sus derivados. La adaptación debe desarrollarse individualmente, pues algunos paciente toleran —por ejemplo— un poco de leche en el café, mientras a otros la mínima cantidad les produce diarrea.

> **Muy común en Asia**
> La falta de lactosa puede ser innata y causar diarrea a un bebé. Si la falta se presenta más tarde, la causa de las molestias se ignora o se atribuye a otra enfermedad del colon (por ejemplo una inflamación). Las personas de origen asiático tienen un déficit de lactosa, mientras en Europa Central esta enfermedad "solo" afecta al 10 % de la población.

Como la intolerancia a la lactosa no es peligrosa, romper la dieta no necesariamente es perjudicial. La reducción de la ingestión de lácteos reduce la ingesta de calcio que es importante para la prevención de la osteoporosis.

> **¿En dónde se esconde la lactosa?**
> - Leche
> - Quesos
> - Leche en polvo
> - Mantequilla

- Chocolate
- Galletas
- Margarina

Alergia al látex

Las alergias al látex son un problema cada vez mayor. Sobre todo en el entorno médico, donde se trabaja cada vez más con guantes de látex. De esta manera, las alergias al látex del tipo inmediato se han vuelto un problema de salud.

El látex (caucho natural) es la savia lechosa de un árbol tropical. Con esta sustancia se fabrican guantes protectores, utensilios médicos (por ejemplo jeringas, contenedores para infusiones) y diversos objetos de uso diario (por ejemplo: cintas de caucho). La sensibilización al látex es causada por ciertas proteínas que todavía se encuentran en el producto. Sobre todo los guantes de látex con talco liberan estas proteínas: el talco cargado de estos alérgenos se reparte en el aire y lleva a una sensibilización de las vías respiratorias. Personas alérgicas al látex presentan graves síntomas por la sola estadía en clínicas o consultorios.

Un paso para evitar las sensibilizaciones al látex es usar guantes de látex sin talco, pero es más lógico cambiarlos por guantes sin látex.

El peligro más grande se presenta en las intervenciones médicas, como operaciones, tratamientos odontológicos o exámenes ginecológicos, donde el alérgeno del látex llega en grandes cantidades, sin la capa protectora de piel, al organismo del paciente por medio del contacto directo con la sangre o las mucosas. Así se pueden provocar desde graves reacciones alérgicas hasta el shock anafiláctico. Esto solo se podría evitar con la instalación de quirófanos libres de látex.

Pero en la vida diaria existen muchas más fuentes de peligro para el alérgico al látex. A veces es difícil de comprobar cuáles artículos contienen látex. Con frecuencia, no está suficientemente declarado. Las alternativas son desconocidas o muy costosas. En el contexto de las artesanías y el bricolaje también debe tenerse mucho cuidado.

> **Los síntomas**
> - Urticaria de contacto
> - Rinitis con mucha secreción
> - Conjuntivitis
> - Asma

Muchos pegantes contienen látex. Instalar su alfombrado, para un alérgico al látex, es "tabú", porque la superficie inferior de la mayoría de estos tapetes es de látex. Las pinturas convencionales contienen látex sintético (un derivado del petróleo) o componentes de fibra acrílica, los dos no son problemáticos. Las pinturas tipo "bio" tampoco contienen látex natural. Pero en pinturas tipo "bio" más antiguas sí se encontraba látex, así que toca tener cuidado durante las renovaciones. Los alérgicos al látex deben evitar todos los lugares donde se trabaja o almacena látex fresco, como talleres de carros, almacenes de llantas, tiendas de bicicletas o fábricas de pegante.

> **Productos con látex en la vida diaria**
> Guantes de caucho, balones, condones, vendas elásticas, curitas, anillos de caucho, mangas y puños de caucho, zapatos de caucho, pelotas de squash, borradores, pegante de estampillas, diferentes pegantes profesionales, alfombrillas de baño, gorros de baño, sandalias de baño, trajes de buzo,

> gafas para natación, colchonetas de caucho, colchonetas para gimnasia, alfombrillas del carro, máscaras para oxígeno, jeringas, catéter.

Alergia a la proteína de la leche

Una alergia a la proteína de la leche se puede presentar a cualquier edad, pero se observa con más frecuencia en niños pequeños, cuando en la familia existen alergias como, por ejemplo, fiebre del heno, asma o eccemas. Por suerte, entre 80 y 90 % de los niños se vuelven tolerantes a estos estímulos alérgicos antes de entrar al colegio, ya que su sistema inmunológico alcanza plena madurez y funcionalidad en esta edad.

En los niños pequeños que solo reciben leche materna, se presentan las alergias a la leche de vaca en 0,5 %. En cambio, los bebés que se alimentan con leche de vaca en tetero desarrollan alergias en 7,5 %. Entre los adultos, las alergias a la lactoproteína solo se presentan en casos aislados. La alergia a la leche de la vaca en niños menores de dos años puede ser la causa de otras alergias a los alimentos. Estos niños muestran con frecuencia las mismas reacciones a otros alimentos, sobre todo a

- Huevos
- Productos de soya
- Naranjas
- Pescado
- Trigo

Las proteínas que contiene la leche, como la caseína y la beta-lactoglobulina, son los causantes más frecuentes. Como no todos los alérgicos a la leche de vaca reaccionan a todos los componentes proteicos de la leche, algunos pacientes toleran leche hervida o productos de leche cuajada.

> **¿Cancelar completamente la leche?**
> Quitar la leche y sus derivados del menú puede causar problemas de carencia en la alimentación, si no se toman las medidas correspondientes para sustituirlos. Los lácteos cubren 75 % de la ingestión diaria de calcio. Además, la leche suministra una dosis importante de riboflavina (vitamina B2), proteína y energía. Algunos expertos de la salud se muestran preocupados porque muchos padres quitan la leche de la alimentación de sus hijos.
>
> En la mayoría de los casos, los niños superan su alergia a los alimentos apenas cumplen los cinco años. Es una práctica muy común volver a incluir los alimentos suprimidos después de uno o dos años, bajo observación médica, para reducir las limitaciones dietéticas al mínimo. De esta manera, la leche se puede volver a tomar exitosamente bajo asesoría médica.

La leche se usa de muchas formas, por ejemplo como agente espesante en alimentos preparados, para mejorar el contenido proteico en productos de carne, para refinar ensaladas de *delicatesen*, como líquido en ponqués, galletas y pan. Por eso es muy importante consultar la lista de ingredientes. Las siguientes palabras indican un contenido de proteína de leche:

- Suero dulce
- Suero agrio
- Proteína de suero
- Caseína
-

Aparte de la leche, se deben evitar algunos subproductos como el yogur, la crema de leche y el requesón, también los embutidos como salchichas cocidas, fiambre de jamón, carne conservada, conservas de carne, ensalada de arenque, comidas preparadas, panes que pueden contener leche (como el pan Graham, tostadas, pan con suero de leche, panecillos y pan dulce), crema de praliné, pudín, helados, chocolate, caramelos, salsas preparadas, mayonesa, salsa de tomate, licores con crema, *waffles*, ponqués, *pancakes*, arroz con leche, preparaciones de papas. Se pueden sustituir por queso de cabra u oveja. En estos casos las reacciones cruzadas son más bien raras. Pero muchos alérgicos a la leche de vaca tampoco toleran los productos de soya.

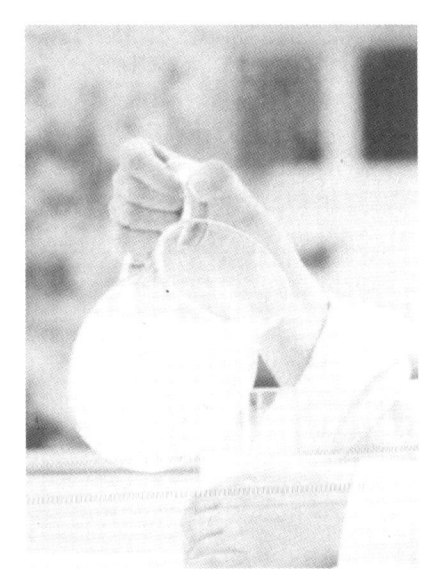

Cuando se debe desistir de todos los lácteos, la alimentación tiene que ser complementada por ciertas vitaminas y fuentes de otras sustancias nutritivas.

Buenas fuentes de calcio

Alimentos ricos en calcio son las verduras como el brócoli, el repollo verde y el hinojo, las legumbres y las hierbas de la huerta. Pero estos no pueden cubrir la necesidad diaria por sí solos. El cuerpo puede aprovechar mejor el calcio cuando hay suficiente vitamina D. La vitamina D se ingiere con la comida (el pescado contiene mucha vitamina D) y también se produce por los rayos del sol en la piel. En los casos de una alergia a la leche, se debe tomar también agua mineralizada con mucho calcio. Existen en el mercado productos con hasta 800 miligramos de calcio por litro.

Alergias a los alimentos

Entre 5 y 7% de la población sufre de una alergia a ciertos alimentos. Esta alergia a veces permanece oculta por mucho tiempo. El diagnóstico empieza en la conversación sobre la historia clínica, la anamnesis, donde se habla sobre las circunstancias en las que se observaron los síntomas por primera vez y cómo se desarrollaron.

El médico tiene que excluir, en primer lugar, otras enfermedades que pueden causar síntomas similares, como por ejemplo la celiaquía (intolerancia al gluten), otras intolerancias a alimentos, leves intoxicaciones, colon irritable o una enfermedad crónica del colon (inflamación del intestino grueso, enfermedad de Crohn).

Por medio de un test cutáneo en la cara anterior del antebrazo o en la espalda (test de Prick), se comprueban las sustancias causantes de la alergia. En la sangre, se puede medir la concentración de anticuerpos ante un determinado antígeno (test radialérgeno absorbente o test enzima alérgeno absorbente).

Los síntomas
Una alergia a los alimentos se puede detectar por los siguientes síntomas:

- Inflamación en la boca y los labios
- Hormigueo en la boca
- Vómito
- Calambres estomacales
- Diarrea
- Gases
- Ronchas
- Eccemas en la piel y mucosa
- Inflamación de la faringe
- Tos y asfixia
- Asma
- Shock anafiláctico

La dieta excluyente

Para comprobar una alergia sirve la dieta excluyente o dieta de provocación: el paciente debe mantener durante siete días una dieta baja en alérgenos, a base de agua, arroz y papas. Si después de este tiempo no está libre de síntomas, es improbable que sufra de una alergia a los alimentos. Antes se excluye una alergia contra la papa y al arroz con la ayuda de un test cutáneo. Si queda libre de síntomas, los diferentes alimentos se añaden uno por uno, hasta que aparecen nuevamente los síntomas, para identificar de esta manera el alimento responsable.

Si se sospecha de una alergia a los alimentos, se aconseja llevar un diario de alimentación. En este se anota cuándo se comió cuál alimento y cuándo aparecieron los síntomas. Las notas deben contener también las marcas de los alimentos elaborados, para poder examinar los ingredientes, si es necesario. Las comidas entre horas, como pasabocas o dulces, no se deben olvidar.

Lo más importante en las alergias a los alimentos es la dieta de carencia, o sea, evitar los ingredientes que causan la alergia. No solo se deben dejar estos alimentos sino asegurar una alimentación equilibrada, a pesar de la alergia.

Los alérgenos más frecuentes en los alimentos son:

- Mariscos
- Leche
- Pescado
- Soya
- Huevo de gallina
- Nueces

- Trigo
- Diferentes clases de frutas y verduras (¡como alergia cruzada de una alergia al polen!)

Como todos los productos se compran confiando en su buena digestibilidad, pero no siempre se mencionan todos los ingredientes, a veces no es fácil identificar la sustancia que causa la reacción alérgica. Debido a la ley vigente de la Unión Europea, los productos preparados pueden contener un coctel de muchos alérgenos conocidos, sin relacionar las diferentes sustancias en el empaque. La única condición es que el alérgeno, como componente de un ingrediente que se debe explicar, no supere el 25 % en el producto final (regla del 25 %).

Según la ley, son sujetos a la declaración solo los ingredientes de un alimento y no las diferentes sustancias.

Un ejemplo de una explicación ambigua es un ponqué con relleno de masa de chocolate. Esta se nombra en el empaque como ingrediente, pero no aparece el hecho de que el fabricante completa la masa, por razones de costos, con una pasta de maní. Como la parte de esta pasta en el producto final no llega a 25 %, la masa de maní no aparece como ingrediente en el empaque. Por esta razón, los alérgicos deberían evitar todos los productos preparados o averiguar exactamente todos los ingredientes con el fabricante. A veces ayuda mirar los datos del fabricante para los consumidores en otros países donde se vende el producto. Los consumidores en Austria, por ejemplo, reciben a veces información mucho más detalladas sobre la composición de los productos en el área alimentaria que los clientes alemanes.

El ejemplo mencionado de la explicación omitida seguramente no es un "pecado menor" aunque, en la mayoría de los casos, las alergias a los alimentos no provocan síntomas graves o peligrosos. Sin embargo, en Gran Bretaña se reportan anualmente hasta diez muertos por reacciones alérgicas desencadenadas por la ingesta de maní o alimentos que contenían aceite de maní.

Alergia o intolerancia a los alimentos
En el caso de una alergia a los alimentos, el sistema inmunológico reconoce ciertos componentes de alimentos como extraños y peligrosos e inicia el proceso de rechazo. Por la reacción de diferentes células, se producen cantidades inusualmente grandes de anticuerpos (tipo IgE). Se pegan a ciertas células y les ordenan liberar histamina y otras hormonas de tejido. En cada nuevo contacto, el sistema inmunológico reconoce la sustancia y la va a rechazar cada vez más rápido. Por eso, con cada nueva ingestión de este alimento, se produce una reacción alérgica a las pocas horas o unos segundos después.

A diferencia de la alergia, en los casos de intolerancia a un alimento no se desencadena una reacción inmunológica. O sea, no participan anticuerpos del tipo IgE en la reacción al alimento. Sin embargo se produce la hormona de tejido, la histamina.

Algunos alimentos, como las fresas o los tomates, liberan directamente la histamina. Existen también alimentos que contienen histamina (por ejemplo queso, vino, conservas de pescado, chucrut). También el glutamato de sodio que se usa en la comida china o la salsa de soya pueden causar una intolerancia. Otra forma de intolerancia consiste en una carencia de enzimas; un ejemplo es la intolerancia a la lactosa por la carencia de la enzima lactosa. Este ejemplo explica la diferencia entre alergia e intolerancia: en el caso de una alergia, el paciente no tolera nada de leche y los síntomas aparecen de una vez. En el caso de una intolerancia, hay una falta de la enzima que descompone la leche. El paciente puede ingerir pequeñas cantidades de leche.

Urticaria

La urticaria es el mejor ejemplo de una alergia del tipo inmediato. A los pocos minutos después del contacto con el alérgeno se forman ronchas que pican, como después del contacto con la ortiga. La inflamación de la urticaria se produce en la epidermis. Las ronchas pueden cubrir todo el cuerpo. Al comienzo, se manifiesta un enrojecimiento limitado con un brote que se agranda rápidamente y pica. Se pueden formar también unas manchas blancas. Las ronchas del tamaño de una lenteja pueden aparecer solas, pero en la mayoría de los casos están juntas y forman una protuberancia. También pueden extenderse sobre todo el cuerpo y unirse en amplias formas. La duración de la inflamación puede variar: puede mejorar a los pocos minutos o mantenerse durante semanas. Cuando las ronchas se mantienen más de cuatro semanas, se habla de una urticaria crónica.

Las ronchas urticarias se pueden provocar manualmente. Si uno pasa, por ejemplo, un clip u otro objeto delgado pero sin punta firmemente sobre la piel, a los pocos minutos se forma una urticaria en este lugar. La erupción desaparece rápidamente. Este efecto se llama urticaria física o facticia.

En la vida diaria, las ronchas pueden aparecer también por una presión mecánica. Por ejemplo, si se lleva por mucho tiempo una mochila en los hombros, se pueden formar ronchas en las huellas de presión de los cinturones. También el frío, el calor o la luz de cierta longitud de onda pueden tener este mismo efecto. Curiosamente, en algunos casos, también un extremo esfuerzo físico o una fuerte emoción pueden llevar a pequeñas ronchas del tamaño de una lenteja. Esta forma se llama urticaria por reflejo de calor. Todas estas reacciones se basan en mecanismos alérgicos que hasta hoy no se explican completamente.

En muchos casos, una urticaria también puede tener causas inmunológicas. En estos casos, algunos alimentos, como nueces, condimentos, pescado o mariscos, pueden llevar a una reacción alérgica directamente después del consumo. Las reacciones alérgicas consisten con frecuencia en la formación de ronchas o edemas. Pero también puede resultar en una asfixia o, en casos extremos, en un shock anafiláctico. Los mismos efectos pueden ser provocados también por medicamentos así como por conservantes y colorantes en alimentos. En estos casos, aparecen ataques parecidos al asma o la fiebre del heno.

¿Qué puede provocar una urticaria?

- Alimentos como pescado, huevos, cereales, leche de vaca, mariscos, nueces o bayas
- Aditivos en alimentos, agua tónica, la menta en la crema de dientes, colorantes etc.
- Restos de químicos en frutas y verduras o de medicamentos en la carne
- Medicamentos por vía oral
- Cremas o supositorios
- Metales en el cuerpo, por ejemplo clavos en operaciones de huesos o amalgamas en calzas de muelas
- Picaduras de insectos
- Plantas
- Pelo de animales
- Rayos de sol y rayos X
- Presión sobre la piel
- Fríos extremos o fuertes cambios de temperatura
- Infecciones virales
- Infecciones agudas purulentas

En el caso agudo, el médico reconoce las ronchas y hace el diagnóstico. Esto es fácil, pero la búsqueda de la causa —en cambio— es extremamente complicada. Solo en pocos casos existen indicios claros, como en las alergias a las fresas, nueces o mariscos. También la urticaria después de picaduras de abejas o avispas es fácil de determinar. Pero en la mayoría de los casos se necesita un complicado diagnóstico con las siguientes herramientas:

- Entrevista con el paciente acerca de sus síntomas (anamnesis).
- Test cutáneo (test de Prick)
- Exámenes de sangre para determinar ciertos anticuerpos IgE contra sustancias que potencialmente pueden provocar una urticaria (test RAST)
- Test orales de provocación especiales, si se sospecha de ciertas intolerancias: el paciente tiene que consumir alimentos que pueden ser causantes de la urticaria. Si después se presentan picazón y ronchas, la causa está determinada y se puede evitar en el futuro
- Dietas especiales de exclusión y búsqueda: el paciente prueba diferentes programas alimentarios con el objetivo de encontrar los alimentos que digiere mejor

> **El pronóstico**
> Si en los exámenes detallados no se encuentra la causa de la urticaria, eso no es una razón para desesperarse. En la mitad de los casos la erupción desaparece sola en seis meses. Solamente en algunos casos poco frecuentes, la enfermedad puede durar varios años.

Tanto en la urticaria aguda como en la crónica se aplica el siguiente tratamiento:

- Primero, debe encontrarse las posibles sustancias desencadenantes y evitarlas.
- Los antihistamínicos ayudan contra la picazón y pueden suprimir la aparición de nuevas ronchas.
- En casos graves, con afectación de grandes superficies de la piel, se debe aplicar cortisona. Esto es, sobre todo, necesario

cuando se presentan fuertes caídas de la presión o dificultad de respirar. En estos casos, hay peligro de un shock anafiláctico.
- En las alergias a los venenos de abejas y avispas, un médico especializado puede aplicar la hiposensibilización o la terapia inmunológica específica para que el cuerpo se acostumbre al veneno y así desaparezca la reacción hipersensible. A causa de las posibles reacciones fuertes, sobre todo en las alergias al veneno de insectos, tanto el test como el inicio de semejante tratamiento solo se puede practicar en la clínica bajo condiciones de internado.

Neurodermatitis

La neurodermatitis o dermatitis atópica es una enfermedad cutánea alérgica que afecta sobre todo a los niños y jóvenes con una predisposición genética. Por esta razón, en algunas familias hay frecuentes casos de neurodermatitis.

Como desencadenante, pero no como causa de la dermatitis atópica, se suponen situaciones con fuertes emociones. El papel de los alimentos en estos casos es controvertido.

Los síntomas de la neurodermatitis suelen aparecer en los bebés a partir de los tres meses. Primero, aparecen enrojecimientos simétricos en los cachetes y una leve coloración amarillenta en el cuero cabelludo. La superficie de la piel es mate. Aparecen vesículas que se revientan y supuran. Estas heridas se secan y forman costras. En la cabeza, este fenómeno se llama "costra de leche". Las regiones más afectadas por la fuerte picazón y la piel seca son el rostro, los codos y/o la nuca.

En los niños y bebés, la neurodermatitis aparece, sobre todo, en los pliegues de las piel: los dobleces de codos y rodillas y los pies cambian su apariencia. Hay engrosamiento de la piel y el relieve aumenta. La pigmentación oscurece. A veces, también aparecen síntomas de un eccema agudo como enrojecimiento o formación de nódulos. Otras características son la falta de las cejas laterales, la arruga típica del párpado inferior, las sienes peludas. Los afectados sufren con frecuencia de una resequedad general de la piel que empeora en los meses del invierno. Otra característica son las típicas uñas brillantes, que se pulen por rascarse permanentemente.

Ya el nombre de la enfermedad contiene la expresión "neuro". Eso indica sus factores psíquicos. Una razón para la fuerte carga psicológica de la neurodermatitis es seguramente la desfiguración que puede causar problemas hasta para los niños pequeños.

Los niños con neurodermatitis son acariciados menos que los niños con una piel normal. Aunque a todos los niños les gusta que los acaricien, esto les causa dolor a los niños afectados. Así que estos niños rechazan las caricias aunque las añoren. El rechazo de las caricias los afecta igualmente. Los niños con neurodermatitis desarrollan una relación problemática con su piel a muy temprana edad. Normalmente, la piel produce sensaciones agradables, precisamente por las caricias de los padres, y aunque los afectados sientan el cariño de sus padres, esta sensación no se transmite por medio de la piel. Al contrario, perciben la piel como una molesta barrera.

Circulo vicioso: la picazón

El problema más grande en la neurdermatitis es la picazón. Eso es lo que más hace sufrir a los afectados. Aparece periódicamente y se puede volver insoportable. La picazón obliga a los afectados a rascarse permanentemente y esto, precisamente, les quita el sueño. Ellos están crónicamente cansados, lo que aumenta la picazón. Frotarse y rascarse permanentemente causa una irritación adicional en la piel, de manera que la piel en las zonas afectadas se vuelve aún más gruesa.

Con frecuencia, la neurodermatitis se desarrolla en periodos caracterizados por fuertes cargas psíquicas. Con el transcurso del tiempo, las situaciones conflictivas llevan cada vez más rápido a ataques con erupciones visibles y dolorosas.

Esta corta descripción de los componentes psicológicos muestra que, con frecuencia, en casos muy graves, se necesita adicionalmente un tratamiento psicoterapéutico. Para los enfermos de neurodermatitis un entorno social sano y seguro es muy importante. La terapia de la neurodermatitis es problemática: por un lado, los corticosteroides alivian los síntomas pero, cuando la aplicación termina, los síntomas vuelven nuevamente; sin embargo, un tratamiento permanente con corticosteroides es problemático por sus efectos secundarios.

Con frecuencia se trata solo la picazón. Durante las fases agudas se consigue un alivio con la aplicación sistémica de antihistamínicos. Los somníferos ayudan en los trastornos del sueño, pero no se deben ingerir de ninguna manera por mucho tiempo.

La piel seca empeora los síntomas. Por eso, la piel se trata con cremas grasas o baños con sustancias pringosas. Si las molestias son muy fuertes, se pueden aplicar adicionalmente compresas mojadas, lociones o preparados con alquitrán. Si la neurodermatitis es crónica y los síntomas no son tan fuertes, ayudan los preparados con urea. También la inmunosupresión se aplica con cierto éxito.

La terapia más importante
Lo más importante es calmar la picazón con medicamentos como la cortisona, porque los rasguños en la piel pueden causar severas inflamaciones o cicatrices.

Por el componente hereditario, no se puede conseguir una mejoría definitiva.

No se puede hacer una prognosis para la intensidad y la duración de la enfermedad. Generalmente, el 25 % de los niños con neurodermatitis sufren también como adultos de los ataques atópicos. Aunque los síntomas desaparecen en la edad adulta, la predisposición genética permanece y la neurodermatitis puede aparecer en cualquier momento de nuevo. Por eso deben mirarse con cautela las terapias que prometen una sanación definitiva.

> **Pregunta de la paciente:** Estoy en el cuarto mes de embarazo y tengo que aplicarme de vez en cuando una crema de cortisona, cuando me da un fuerte ataque de dermatitis y la piel se vuelve muy seca y se rompe. ¿Puedo usar esta crema durante todo el embarazo?
>
> **Respuesta del experto:** Si usted aplica la crema solo de vez en cuando (unas dos veces al mes) y solo en pequeñas cantidades, no es mayor problema. Mejor hable con su ginecólogo.

Alergia a los alimentos asociada al polen

Basta con morder una manzana y ya empieza el hormigueo en la lengua, o se presentan diarreas y calambres después del consumo de un picante gratinado de apio. En la mayoría de los casos, lo que hay detrás de estos síntomas no es otra alergia más, sino la consecuencia de una alergia ya existente (al polen). Reacción cruzada, es el término clave. En los casos de reacciones a pólenes y alimentos se habla de una alergia a alimentos asociada al polen. Los síntomas característicos que se observan después del consumo de una manzana fresca, en muchos alérgicos al polen del abedul, son hormigueo, picazón y hasta inflamación en las mucosas de la boca y la faringe. En combinación con otras alergias a los pólenes

—como por ejemplo al de artemisa—, después del consumo de ciertos alimentos también se pueden presentar molestias en el sistema digestivo, reacciones de la piel, problemas circulatorios o hasta un shock anafiláctico.

Las reacciones cruzadas se basan en la semejanza de las estructuras superficiales de los respectivos pólenes y alimentos.

Las alergias a los alimentos asociadas al polen hacen parte de las alergias más frecuentes. Mientras en la niñez predominan las alergias "clásicas" a los alimentos, como la leche o los huevos, el apio y la manzana encabezan la lista de los alérgenos de alimentos asociados al polen en la edad adulta.

Sobre todo si existe una alergia al polen de árboles y arbustos que florecen temprano en el año (abedul, aliso o avellano) aparecen con frecuencia también alergias a alimentos. La mitad de quienes reaccionan de manera alérgica al polen del abedul, aliso y avellano, no toleran nueces y algunas frutas crudas de la familia de las rosáceas, o sea, manzana, pera, durazno, ciruela, cereza y almendra. Menos frecuente es una intolerancia a frutas como kiwi, litchi o aguacate.

Eso pasa más bien cuando existen otras alergias al polen, por ejemplo de la artemisa. Las alergias a condimentos no afectan a un alérgico al polen del abedul. Las alergias a los alimentos asociadas al polen no son raras en los alérgicos al de la artemisa, aunque estadísticamente son menos frecuentes que en los alérgicos al polen del abedul. Las reacciones cruzadas se presentan con otros representantes del grupo de las plantas compuestas, como crisantemo, diente de león o manzanilla; a veces también con el estragón o las semillas de girasol. La artemisa se considera como el alérgeno principal de alergias a las hierbas y condimentos, por ejemplo, los representantes de la familia de las pimientas, como pimienta verde o negra, y de las solanáceas, como ají, tomate y pimentón. Lo más frecuente es la combinación de polen de artemisa y apio. Pero en la mayoría de los casos, afectan también otras verduras y condimentos de la familia de las plantas umbelas como zanahoria, hinojo, anís, coriandro, perejil silvestre, comino, perejil y eneldo, así como hierbas frescas de la familia de las plantas labiadas (albahaca, mejorana, orégano o tomillo). Según este esquema, se habla del "síndrome de apio-zanahoria-artemisa-condimento". Se observan también alergias a frutas como el kiwi o el mango.

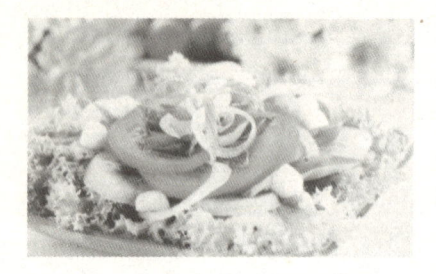

En otro grupo, el de los alérgicos a los pólenes de hierbas o cereales, se reportaron hasta ahora reacciones al tomate y la menta, así como a la soya y el maní (los dos son legumbres). Se observaron también reacciones a cereales, pero se presentan con menos frecuencia del esperado y solo cuando existe una alergia sola a los pólenes de hierbas o en combinación con una alergia al polen de cereales, pero no con una alergia sola al polen de cereales. En la mayoría de los casos, solo se afecta una clase de cereales en este tipo de alergias a los alimentos. Se supone que estos alérgicos a los pólenes también podrían desarrollar una alergia a los alimentos a una clase de cereales cuando consumen gran cantidad de cereales sin cocinar, por ejemplo, en el contexto de un cambio de dieta a una alimentación integral.

Consecuencias para la dieta

Tan particulares como la aparición de las alergias a los alimentos asociadas al polen, son también las recomendaciones en cuanto a la alimentación. Puede ser que estas alergias solo aparezcan en la temporada de alta concentración de polen en el aire, de manera que no se necesita una "dieta de carencia" durante todo el año y los alimentos en cuestión se pueden consumir en otoño e invierno. La afinidad botánica entre diferentes alimentos y pólenes no

> debe ser razón para quitar familias enteras de plantas de la dieta. Por ejemplo, la lechuga o la endibia, de la familia de las plantas compuestas, son estrechamente afines a la artemisa, pero no se conocen como alérgenos. Mientras menos procesado es un alimento, más propicio es para provocar una alergia. Pero depende de cada alérgeno, pues —según su estructura— los procesos de preparación pueden cambiar su calidad como alérgeno. Muchos alérgenos provenientes de plantas son lábiles al calor, o sea se destruyen cuando el alimento se calienta, de manera que el consumo del alimento crudo causa síntomas, pero cocido se tolera.

Alergias cruzadas entre polen y alimentos

- Polen de árboles (por ejemplo abedul, avellano): manzana, pera, ciruela, cereza, durazno, almendra, nuez de nogal, avellana, kiwi, litchi, aguacate, apio, condimentos
- Polen de hierbas: apio, ají, pimentón, tomate, zanahoria, alcachofa, estragón, manzanilla, ajenjo, diente de león, pimienta, jengibre, canela, melón, cohombro
- Polen de hierbas y cereales: soya, arveja, maní, harinas de cereales

Edema de Quincke

Los edemas de Quincke son repetidas inflamaciones de los tejidos subcutáneos. Se manifiestan sobre todo en el área de los párpados y de los labios, y en las mucosas de la boca y la lengua. Esta clase de edemas puede aparecer también en las extremidades y en la mucosa del colon. Un edema de Quincke es fatal si se desarrolla en la mucosa de la faringe, de manera que provoque una aguda asfixia al paciente. Aún hoy ocurren casos de muerte por asfixia.

Los edemas de Quincke no son tan raros: casi una de cada cinco personas sufre en algún momento de su vida de una forma más o menos marcada del edema de Quincke. Las mujeres son más afectadas que los hombres.

Se distinguen dos formas: una innata y una alérgica. Esta última aparece con frecuencia vinculada a una urticaria y es la forma más común. La forma innata y hereditaria, el angioedema, es menos frecuente.

En la forma hereditaria, innata, se disminuye una determinada proteína y/o se produce de manera equivocada. El organismo humano necesita esta proteína porque regula la funcionalidad de otra enzima, la C1 esterasa. Esta enzima, que ya no es controlada, es responsable de la inflamación.

Como pasa con muchas otras enfermedades hereditarias, esta también se puede desarrollar, aparte del modo hereditario, por mutaciones en los genes. Esta carencia de proteínas raras veces puede ser causada por un trastorno en el funcionamiento de la tiroides o una enfermedad maligna del sistema linfático, como el linfoma.

En la forma alérgica o causada por una determinada sustancia, esta proteína existe en su función y cantidad normal. Entre los causantes más frecuentes del edema de Quincke cuentan:

- Alimentos proteicos
- Conservantes
- Otros aditivos en alimentos
- Picaduras de abejas o avispas
- Ciertos medicamentos

En 80 % de los casos no se pueden encontrar las causas.

Los síntomas
- Aparición súbita de una inflamación difusa, a veces con dolores de tensión en el cuerpo

- Raras veces hay picazón
- Asfixia, si hay inflamación en la garganta

El diagnóstico se puede hacer, con frecuencia, por la apariencia característica de los edemas de Quincke. Normalmente no se necesita un examen del tejido.

Desde el punto de vista terapéutico, es indispensable hacer la diferencia entre las dos formas mencionadas. Los pacientes con casos del edema de Quincke en su familia, con frecuencia se enferman después de pequeñas heridas, sobre todo en el área de la boca.

Si las paredes del colon están afectadas, las personas sufren, a veces, de fuertes dolores de estómago. Si se trata en cambio de la forma hereditaria, los síntomas aparecen por primera vez en la niñez o la adolescencia.

Un examen especial de la sangre facilita comprobar si se trata de una forma hereditaria o alérgica. Este examen debería hacerse durante una inflamación aguda.

Si se trata de la forma más frecuente del edema de Quincke, la alérgica, el médico aplicará medicamentos antiinflamatorios durante un ataque agudo. Se trata de preparados con cortisona, antihistamínicos, calcio o, también, adrenalina. Generalmente, estos se aplican de forma intravenosa.

Si durante el diagnostico de alergias se encuentran ciertas sustancias como agentes causantes, el médico va a expedir un certificado/carné de alergias. En el futuro, el paciente tiene que evitar estas sustancias, obviamente.

En la forma más rara, la innata, estos medicamentos ayudan muy poco o nada. En casos agudos, el médico tiene que reponer la proteína deficiente o carente, u ordenar una transfusión de plasma. En situaciones que amenazan la vida por una inflamación de la faringe, hasta se puede necesitar una traqueotomía. Si los edemas de Quincke se presentan con mucha frecuencia, se puede aplicar la hormona masculina danazol como medicación permanente. Por sus efectos secundarios, se debe usar solo en hombres.

Alergia al moho

El moho contiene organismos minúsculos que aparecen en grandes cantidades y se componen de muchas células. Las diferentes especies de moho se distinguen por la forma, el tamaño y el color de sus esporas. Estas vuelan y se distribuyen con el viento. Así, las pequeñas esporas, fracciones de organismos del moho, pueden causar reacciones alérgicas una vez inhaladas.

Solo unas 20 a 30 especies de moho se conocen como causantes de alergias.

Los síntomas
Las molestias características de una alergia al moho son
- Ataques de estornudo
- Urticaria
- Rinitis con mucha secreción
- Migraña
- Tos
- Dolores de articulaciones
- Asma
- Problemas de concentración
- Trastornos del sistema digestivo

Estos síntomas pueden aparecer durante todo el año o también por temporadas.

El moho crece en ambientes húmedos y sobre materiales orgánicos, por ejemplo alimentos podridos. En la naturaleza, se encuentran concentraciones aumentadas de esporas, por ejemplo, en acumulaciones de hojas, compost o pilas de leña. Una alta concentración de esporas en el aire existe sobre todo en los meses con clima húmedo o frecuentes cambios de clima, o sea en la primavera y el otoño.

En la casa, las típicas fuentes de moho son muros húmedos, humedad detrás de papel tapiz, revestimientos de madera o paredes con baldosa. También en sistemas de aire acondicionado, colchones, muebles tapizados o humidificadores de aire. Altas concentraciones de esporas de moho se encuentran en habitaciones que no se ventilaron por mucho tiempo, en lugares con alta humedad ambiental, como baños, subterráneos e invernaderos. El moho en materiales de construcción generalmente es difícil de quitar. El papel tapiz, el revoque y las juntas se deben limpiar profundamente. La medida más importante para evitar el crecimiento de moho es una buena ventilación.

Los alimentos también pueden ser una fuente de posibles alérgenos. Pero el número de alérgicos al moho sensibilizados por la comida es mucho menor que el número de aquellos que reaccionan a esporas de moho inhaladas. Si aparecen trastornos del sistema digestivo en un alérgico al moho después del consumo de alimentos, se debe pensar también en una alergia a los alimentos. Pero los alimentos pueden estar también directamente contaminados con moho: algunos están enmohecidos o, en otros, se usaron ingredientes enmohecidos (por ejemplo jugos de fruta, vinagre de fruta, vino o salsa de tomate).

En algunos alimentos el moho se usa conscientemente para refinarlos (por ejemplo el queso Roquefort o algunos vinos) o se utilizan sus enzimas para la elaboración de productos.

Alergia al sol

Cuando después de tomar el sol aparecen enrojecimiento, vesículas o ronchas, no se trata necesariamente de una quemadura por el sol. Los síntomas se pueden producir por una reacción alérgica o una hipersensibilidad, que con frecuencia empeora por los ingredientes de medicamentos y cremas protectoras para el sol o cosméticos. En la mayoría de los casos, estos síntomas aparecen en personas con piel blanca cuando se exponen a los rayos solares. Se trata entonces de una alergia al sol.

La alergia al sol no es una verdadera alergia, con reacción antígenos-anticuerpos, sino cuenta entre las pseudoalergias. Como se sabe, la radiación solar en personas no alérgicas tiene un efecto bronceador o —si exageran— una quemadura. Pero también hay otras consecuencias de los rayos solares. La medicina habla de una alergia al sol o fotoalergia cuando una persona antes ha tolerado el sol sin problemas pero de un momento a otro reacciona con inflamación de la piel, picazón o ronchas.

Hay diferentes clases de la alergia al sol, que vamos a explicar brevemente.

- **Dermatosis polimorfa lumínica** (DPL): la alergia al sol más frecuente aparece preferiblemente en partes de la piel que no están acostumbradas al sol (escote, hombros, nuca). En la mayoría de los casos, la DPL se manifiesta con ronchas, manchas que pican o vesículas. Los rayos UVA son los responsable de estos fenómenos cutáneos. Las más afectadas son mujeres jóvenes. Como la DPL tiene diferentes formas, no se puede prever exactamente cuándo aparece. Con frecuencia, la erupción desaparece entre una y tres semanas después, cuando la piel se acostumbra al sol o solo aparece en las vacaciones. Para prevenirla, se recomienda la ingestión de beta-carotina (provitamina A) desde un mes antes de las vacaciones. Al comienzo se toman entre 75 y 100 miligramos, después de dos semanas se puede reducir a 50 miligramos. Esta misma dosis también se debería tomar durante las vacaciones. Adicionalmente se recomienda una terapia de luz con un dermatólogo para acostumbrar la piel poco a poco a la luz. También se recomienda la aplicación de cremas protectoras con un alto filtro UVA.

- **Acné de Mallorca**: esta clase de alergia al sol se presenta por las reacciones entre la luz UV del sol y los ingredientes de cremas protectoras de sol u otros productos de cuidado personal. Se sospecha que, sobre todo, los ingredientes grasosos y emulsionantes son los causantes de esta reacción. Al unirse los "radicales libres", que aparecen por la radiación solar en la célula, y las grasas, se produce una ruptura en el folículo de la glándula sebácea y surgen nódulos en la piel, parecidos al acné. Para evitar la erupción, basta con cambiar a un gel protector sin grasa. Como la composición de los productos modernos se mejora cada vez más, esta forma de alergia se hace menos común.

- **Reacciones fotoalérgicas**: los productos de muchas sustancias se descomponen por la reacción con la luz solar. Estos pueden provocar alergias o coloraciones en la piel. De esta manera, no solo el consumo de medicamentos (ciertos antibióticos, antirreumáticos, hierba de san Juan) pueden provocar estas reacciones fotoalérgicas, sino también el contacto con algunas plantas (cítricos, apio, perejil, acanto). En los casos de alergias conocidas a los filtros químicos en las cremas protectoras, se recomienda la aplicación de tales cremas con filtros exclusivamente minerales y micropigmentos como dióxido de titanio u óxido de zinc. Hoy en día existe en el mercado una gran oferta de cremas protectores del sol con micropigmentos.

Una forma especial de la intolerancia al sol es la "fotosensibilización" de la piel por ciertas sustancias en la sangre. Como estas sustancias y sus productos de descomposición entran por la sangre directamente a la piel, el efecto de los rayos solares se aumenta de una manera exagerada. La piel se sensibiliza y se produce una quemadura, aunque normalmente la radiación no fuese tan alta.

> **Medidas de autoayuda**
> La solución más fácil sería evitar en verano la luz directa de sol. Pero para la mayoría de los aficionados al sol, eso no es la solución ideal. Algunos alérgicos al sol recomiendan las tabletas de calcio, aunque el efecto no está comprobado. Lastimosamente no existe remedio definitivo. Pero se debe tener cuidado con las lociones y cremas protectoras del sol. Estas contienen conservantes, perfumes y emulsificadores que pueden desencadenar alergias en personas con una piel sensible.

En la mayoría de los casos, estas reacciones son causadas por los rayos ultravioleta de la luz solar. Pero los rayos infrarrojos también pueden provocarlas.

Por eso, si se consumen medicamentos en verano, se debe leer la hoja de instrucciones. Si se sabe de un efecto fotosensibilizador de este medicamento, se encuentra una advertencia en las instrucciones.

Existen también otras sustancias con desagradables efectos secundarios. La siguiente lista, seguramente no es completa pero da algunas indicaciones:

- Antibióticos (por ejemplo tetraciclina)
- Medicamentos de quimioterapia
- Anticonceptivos
- Aceites etéreos
- Perfumes
- Cosméticos
- Endulzantes en bebidas dietéticas
- Ingredientes en protectores solares

Algunas plantas también contienen componentes que pueden provocar fuertes reacciones en la piel, en conjunto con la luz solar. El acanto hace parte de este grupo, y también otras clases de plantas.

La alergia al sol afecta sobre todo mujeres entre los 16 y los 60 años, todavía no se sabe muy bien por qué. Pero según nuevas investigaciones, se supone que la alergia al sol es una reacción inmunológica de tipo retardado, transmitida por las células. Hasta ahora no se pudo identificar un alérgeno concreto inducido por la luz solar, como el polen en el caso de la fiebre del heno. Pero sí hay conocimientos seguros acerca de la causa. Una alergia al sol con sus típicos síntomas en la piel, como pústulas que pican fuertemente, ronchas o enrojecimiento extenso, se desencadena, sobre todo, por la luz UV de ondas largas (luz UVA). De esta manera, la reacción desagradable de la piel puede aparecer también si la persona está detrás de una ventana o cuando el cielo está nublado. Por eso se debe tener cuidado durante el viaje en carro hacia el destino de vacaciones y también si hace "mal" tiempo.

> **Los síntomas**
> La reacción alérgica al sol empieza, con frecuencia, el segundo o tercer día después del primer "baño de sol". Los afectados sienten picazón extrema, después hay un amplio enrojecimiento que se convierte en vesículas de diferentes formas. Sobre todo afecta el escote, las partes inferiores de los brazos y la cara, con menos frecuencia los dorsos de las manos y los muslos. Aunque se aplique un buen tratamiento, la piel demora varios días en sanar.

Mientras una radiación solar muy fuerte puede causar quemaduras en cualquier persona, la alergia al sol requiere una predisposición alérgica, independiente del tipo de piel. La reacción aparece sobre todo al comienzo de la temporada de verano, cuando la piel todavía no está acostumbrada al sol. Quienes quieren disfrutar, sin embargo, de un baño de sol, deberían buscar el consejo de un médico especializado en alergias unas cuatro o cinco semanas antes de las vacaciones, para acordar con él las medidas terapéuticas.

Mientras que para las personas sanas aficionadas al sol basta con un protector solar con un filtro UVB, los protectores normales no son apropiados para los alérgicos al sol. Solo se deben usar aquellos protectores con un muy eficiente filtro UVA. Si aparecen, sin embargo, cambios en la piel que requieren un tratamiento, no se pueden evitar aplicaciones de cremas o lociones con cortisona por poco tiempo y, de pronto, la ingestión de un moderno antihistamínico en forma de tabletas, que no produzca sueño. En casos más graves, hasta se requieren dosis de tabletas con cortisona por un corto tiempo.

Advertencia
Antes de diagnosticar sin duda una alergia al sol, se deben excluir otras enfermedades de la piel, pues existen enfermedades que empeoran bajo la influencia de la luz solar y de las cuales el paciente ni se da cuenta en los meses de invierno. Por ejemplo, las intolerancias a medicamentos y a ciertos alimentos o aditivos pueden empeorar por el sol.

DIGRESIÓN: ALERGIA Y SEXO

El tema del sexo se excluye con frecuencia en los tratados de alergias o solo se toca brevemente. Esta digresión quiere describir la problemática de manera un poco más extensa y empieza con la siguiente indicación.

Las molestias en el área genital después de relaciones sexuales no son necesariamente (y muy probablemente no lo son) la consecuencia de una alergia a la pareja. Con mucha más frecuencia se trata de una infección. La mucosa es mucho más sensible a irritaciones mecánicas. Antes de calificar a la pareja como "alérgeno", es indispensable acudir a un médico. En la mayoría de los casos de infecciones, la pareja se debe incluir en el tratamiento. De no hacerlo, es muy probable una nueva infección.

Cuando se trata el tema del sexo, es necesario distinguir entre las diferentes formas de alergias.

Sexo, anticoncepción y alergia al látex

Es relativamente fácil deducir que en los casos de una alergia al látex se deben evitar condones, diafragmas y otros métodos de "barrera" para la anticoncepción, cuando estos están fabricados con látex. O se renuncia a esta clase de métodos anticonceptivos o se deben usar condones hechos de otros materiales plásticos. Pero si uno no quiere desistir del cambio permanente de pareja, sin el uso de condones se ve expuesto al riesgo de infecciones por clamidias o trichomonas, o hasta SIDA.

El látex es una sustancia muy común y no solo se usa para la fabricación de guantes o condones. También se puede encontrar en objetos para aumentar los estímulos, como los vibradores u otras "herramientas", y en las prendas que ofrece la industria erótica, con la excitante expresión "de látex". Los alérgicos a esta sustancia elástica natural tienen que buscar otros métodos o materiales de plástico.

Además, hay otro punto que se debe tener en cuenta: el látex es el caucho natural de los gomeros o ficus. Una nueva pareja, un apartamento desconocido y... ¿que hay como decoración? Un ficus benjamín, cuya savia es látex. Esta planta de moda tiene la peligrosa característica de liberar los alérgenos de látex por la exudación de sus hojas. Estos alérgenos se juntan con el micropolvo de la casa y en la próxima limpieza se diseminan por toda la habitación.

Si aparecen reacciones alérgicas, a pesar de evitar el látex, los responsables pueden ser también los lubricantes o espermicidas.

Pero el problema puede ser causado también por otras razones desconocidas, que dificultan la determinación de las causas.

Sexo y asma

Los asmáticos viven siempre con el miedo de un ataque de asfixia y evitan los esfuerzos físicos. Pero como el sexo requiere una actividad exigente, a veces surge la pregunta: ¿un asmático debe limitar o cambiar su comportamiento sexual? La medicina contesta a esta pregunta que la vida sexual normalmente no está afectada por la enfermedad. En cada caso, se debe tener en cuenta la capacidad de rendimiento. En general, solo se puede recomendar que cada uno averigüe por sí mismo los límites del esfuerzo. A los pacientes precavidos les puede ayudar una inhalación previa de su medicamento, tal y como se recomienda a los asmáticos antes del deporte. De ninguna manera se debe desistir de contactos sexuales en presencia de la enfermedad, ya que esto solo ocasiona problemas adicionales con la pareja.

Alergia al esperma, saliva, moco o piel de la pareja

Reacciones de hipersensibilidad al esperma y saliva son conocidas en la medicina, pero aparecen raras veces. Por principio, se deberían excluir primero todas las otras causas antes de examinar estos factores. Las verdaderas razones pueden estar, por ejemplo, en desodorantes o perfumes, productos de jabón o lubricantes para las relaciones por vía anal. Si la nueva pareja, por ejemplo, se lava rápidamente los dientes y usa un enjuague rojo antes del encuentro, los problemas para un alérgico al colorante pueden empezar con el primer beso.

> **¿Qué fue lo que la pareja comió antes?**
> En algunos informes y publicaciones también se encuentran indicios para una posible conexión entre el consumo de alimentos de la pareja y las reacciones alérgicas. En

Estados Unidos se reportan, una y otra vez, casos donde la pareja no alérgica comió mantequilla de maní y eso causó, varias horas después, reacciones en la pareja alérgica.

Estas informaciones seguramente son ciertas, pero no se deben sobrevalorar. Se desconoce por ahora si los alimentos que consumió la pareja también tienen efecto sobre la composición del esperma. Cualquier persona que ha comido espárrago o ajo conoce los efectos sobre la orina, el aliento o la piel.

Como todo es posible en el área de las alergias, esta variación de causantes indirectos no se debe excluir de entrada por absurda. Si se sospecha de estas causas, la pareja no alérgica debería desistir por un tiempo de los alimentos alérgenos. Si los problemas desaparecen después, se puede pensar en una conexión.

Las posibles reacciones aparecen en la boca o la cara, así como en las pantorrillas o los genitales. Algunas sustancias son inofensivas hasta que el sudor y la fricción vuelven la piel más permeable y estas sustancias pueden penetrar mejor en la piel. De esta manera, detergentes o desodorantes que normalmente se toleran bien, pueden desencadenar reacciones durante un contacto íntimo. Pero en estos casos no se trata siempre de una alergia, puede ser también una simple intolerancia.

Cuidado al recostarse sobre un tapete de cuero
Acerca de las pieles de animales que provienen de países del tercer mundo, debe mencionarse que allá se impregnan las pieles con fuertes insecticidas. En un encuentro sexual sobre estos tapetes, uno puede encontrarse en medio de una nube de insecticidas: no es precisamente una imagen muy erótica.

En los casos de alergias al ácaro o pelos de animales, las relaciones estables presentan menos riesgos. Se conoce la casa de la pareja y en la cama se usan sabanas antialérgicas. Si se trata de una nueva pareja, se está en un espacio desconocido: es posible que un perro o un gato estuviese hace pocas semanas en esa casa. Las parejas se sienten cómodas en los lugares que prefieren los ácaros o los gatos: en el alfombrado, en el tapete frente al televisor, frente a la chimenea o en la alfombrilla de la cama. Si surgen problemas, solo ayuda buscar otros sitios.

No siempre es el sexo lo que causa reacciones alérgicas. Hay casos donde las esposas suponían una alergia al esposo. Un ejemplo: cada vez que el esposo llegaba de su trabajo —él era panadero— y la mujer lo saludaba, la atacaba una dificultad de respirar. Pero la causa no era el esposo, sino el polvo de harina con enzimas en su pelo. La esposa desarrolló una alergia a estas enzimas en el trascurso de los años. Con el solo beso de saludo, el polvo de harina entraba a la mucosa nasal de la mujer y a sus vías respiratorias. En este caso, solo ayuda una ducha. Un riesgo semejante se presenta también con la ropa de trabajo, cuando el ama de casa alérgica la tiene que lavar.

Información para alérgicos adolescentes
Las alergias entre los jóvenes se dispararon en los últimos años. Los padres deberían hablar con ellos también del tema de sexo y alergia, pero solo cuando se dan cuenta de problemas existentes y cuando hay necesitad de actuar. Un tratamiento oportuno del tema es mejor que enseñarlo sin motivo, pues los adolescentes enamorados pueden reaccionar mal cuando uno les habla de riesgos teóricos, que todavía no han experimentado.

Alergias en el embarazo

Durante el embarazo cambia el estatus de las hormonas, la capacidad de reacción del cuerpo, el mismo cuerpo cambia tanto como la psique. Esto, obviamente, tiene repercusiones en la capacidad de reacción a alérgenos así como en la misma enfermedad. En los casos de las asmáticas, se pueden observar tres grupos definidos, independiente de si se trata de un asma alérgica o no alérgica: en la tercera parte de ellas, la enfermedad mejora durante el embarazo; en otra tercera parte, los síntomas no cambian; pero en la última tercera parte, el asma empeora. Como agravante a las ya existentes inflamaciones de párpados, mucosa nasal, mucosa intestinal, etc., se añade ahora la retención de líquidos en los últimos meses del embarazo. La razón para estos edemas es la mayor permeabilidad de los tejidos causada por las hormonas.

Las dificultades para respirar o la disnea que se presentan en el asma por el estrechamientos bronquial, sobre todo después de esfuerzos físicos, se empeoran tanto por la ya mencionada inflamación de los tejidos como por el crecimiento del feto en el seno materno. El útero empuja el diafragma hacia arriba, así que los pulmones tienen menos espacio al inhalar.

Como si estos cambios naturales no fueran suficientes, la embarazada alérgica, paciente de fiebre del heno o asmática, debe fijarse también en los medicamentos que se pueden tomar sin problemas durante el embarazo.

De algunos medicamentos se sabe que entran por medio de la sangre del cordón umbilical al feto; de otros, solo se sospecha por ahora. Algunas sustancias solo se encuentran en la sangre de la madre (por ejemplo los anticuerpos del tipo IgE). Cuando estos medicamentos alcanzan al feto (comprobado o probablemente), es importante saber si causan cambios inofensivos (el salbutamol, por ejemplo, acelera la frecuencia cardiaca del bebé solo mínimamente) o si pueden causar un daño mayor (para algunos medicamentos en alta dosificación se comprobaron en experimentos con animales malformaciones. Todavía están en la memoria colectiva, las malformaciones que causó hace unas décadas el somnífero Contagan). *Para todos los medicamentos que se mencionaron en este libro y que se aplican en enfermedades alérgicas, hasta ahora no se conocen casos de malformaciones en los humanos si se usan en dosificaciones comunes.* Pero en uno u otro medicamento pueden presentarse efectos secundarios en el feto. En experimentos con animales se observaron en algunos casos malformaciones después de altas dosificaciones.

Para muchos medicamentos faltan todavía experiencias suficientes, ya que obviamente ninguna madre se prestará para probar posibles daños de un nuevo medicamento en su hijo. Eso tiene como consecuencia que se aplican, primero que todo y casi exclusivamente, los medicamentos que ya se han usado en millones de casos durante el embarazo (por ejemplo los corticosteroides inhalados o el salbutamol). Pero con los "nuevos" medicamentos, aunque estén hace muchos años y hasta décadas en el mercado, como el montelukast, hay muy poca experiencia en el embarazo.

Por esta razón, algunos medicamentos se evitan completamente durante el embarazo, a pesar de la falta de evidencias sobre daños en el feto, se aplican solamente cuando los medicamentos inocuos no muestran efecto o solo cuando la formación de los órganos del feto ya está terminada (a partir del segundo tercio del embarazo).

Otro punto determinante en las decisiones sobre la terapia es la clase de enfermedad alérgica: si se trata solo de una rinitis alérgica de la madre, eso seguramente no afecta al feto en el seno materno y la renuncia al espray nasal de cortisona solo significaría para la embarazada un empeoramiento de los estornudos y de la rinitis. En estos casos, las embarazadas prefieren aguantar las molestias. Muy diferente es la situación en un asma bronquial. Aquí existe, aparte de la sintomatología y el peligro para la madre, también un riesgo para el bebé: un ataque asmático puede ocasionar una insuficiente oxigenación del bebé. Ni hablar del estrés que un ataque de asma significa para la madre y el niño.

En este caso se debe equilibrar entre los posibles efectos secundarios de los medicamentos y el peligro que la enfermedad puede significar para el feto. En el asma, el daño para el desarrollo sano del feto por la carencia de oxígeno siempre es más grave que los efectos secundarios de todos los medicamentos conocidos contra esta enfermedad. Por eso, los reglamentos oficiales para la terapia determinan que finalmente se pueden aplicar todos los medicamentos (hasta las tabletas o inyecciones de cortisona) para el tratamiento del asma en el embarazo. El objetivo más importante es que la madre esté, en lo posible, libre de síntomas, no importa con cuáles medicamentos. Claro que siempre se aplican primero las sustancias "inofensivas".

Medicamentos contra el asma en el embarazo

El **salbutamol** es inofensivo.

La **teofilina** se puede aplicar en el primer tercio del embarazo (trimenón), después del tercer trimenón se puede producir una aceleración permanente del pulso de la madre y una mayor alterabilidad del niño; en el periodo de amamantar, se puede aumentar la disposición del bebé a calambres. Pero la teofilina no es la primera opción en la terapia del asma, como ya mencionamos arriba.

Los **esteroides inhalados** son inofensivos y es la más importante terapia básica en el tratamiento de asmáticas embarazadas; la mayor experiencia se hizo con la budesónida.

El **montelukast** tiene en los adultos un menor efecto para el impedimento de la inflamación asmática que la cortisona inhalada y solo se aplica después de la cortisona como complemento, si la mejoría no fue satisfactoria. No existe mucha experiencia en embarazos, por eso la mayoría de los médicos desiste de su uso.

Los **betamiméticos con efecto retardado** son posibles, pero hay menos experiencia que con otros medicamentos contra el asma. El formoterol y el salmeterol son seguramente sustancias que se aplicarán cuando un corticosteroide inhalado en combinación con el salbutamol no puedan controlar el asma. Las experiencias con simpaticomiméticos Beta-2 con efecto retardado en el embarazo aumentan cada año.

En el caso de un empeoramiento agudo del asma, una exacerbación, se necesita de todas maneras una terapia agresiva para evitar cualquier carencia de oxígeno del feto. Para eso se aplica:

- Salbutamol (SABA) con inhalador (*Pari boy*)
- Oxígeno
- Corticosteroides sistémicos (tabletas o inyecciones)

Otros medicamentos antialérgicos durante el embarazo

Antihistamínicos. Casi todos se tienen que evitar en el primer trimenón. Si se desea un embarazo, estos no se deben aplicar tampoco.

Pero aun en pacientes que no sabían de su embarazo y tomaron antihistamínicos, no hay reportes sobre malformaciones. En el segundo y tercer trimenón se permite la aplicación si no hay alternativas (bajo indicación estricta).

Cromoglicato. Está permitido y se aplica preferiblemente como espray para la nariz o los ojos. Por su bajo efecto antiinflamatorio, no se usa mucho como espray contra el asma.

Espray de cortisona para nariz y ojos. Son posibles pero solo como segunda opción después del cromoglicato. Se puede comparar con la cortisona inhalada, solo que esta es indispensable para la terapia del asma en la madre y con eso también para la salud del feto, mientras desde el punto de vista del niño se puede renunciar a una terapia para la fiebre del heno de la madre, lo que muchas embarazadas hacen.

La terapia para la fiebre del heno, en el caso de la embarazada que necesita un tratamiento con medicamentos (los lavados nasales no tienen ningún efecto secundario y son seguramente la primera opción), abarca el cromoglicato localmente aplicado y, en el segundo paso, corticosteroides nasales. Se debe desistir de los antihistamínicos.

Una **terapia inmunológica específica (hiposensibilización)**, ya comenzada, se puede seguir con la misma dosis. Pero no se debe aumentar la dosificación ni empezar una nueva hiposensibilización. En estos casos, el niño puede correr peligro por los efectos secundarios del aumento de la dosis.

Medidas de carencia son siempre posibles y deben seguirse en el embarazo y hasta ser intensificadas (por ejemplo sábanas antialérgicas a prueba de ácaros, lavarse el pelo por la noche para quitar el polen, etc.).

Se debe realizar un trabajo preventivo mediante un cambio de la alimentación materna. La embarazada debe bajar el consumo de leche, kiwi y pescado, pero fijarse en la ingestión suficiente de calcio.

> **Pregunta:** Tengo 21 semanas de embarazo, sufro de asma por polen y durante el invierno no tenía síntomas, pero desde hace dos semanas, o sea desde comienzos de abril, me despierto por la noche con dificultad de respirar y tengo que usar un espray de salbutamol. Durante el día tengo una tos seca. Mi médico de cabecera me formuló ahora cortisona para inhalar (budesónida), pero yo tengo miedo de aplicarlo en el embarazo.
>
> **Respuesta del experto:** Después de 21 semanas de embarazo, la formación de los órganos está terminada. Además, la budesónida es inofensiva e indispensable en el tratamiento del asma. Aparte de los síntomas de la madre, existe también un peligro para el niño. El ataque de asma en la madre puede causar una carencia de oxígeno al bebé.

> Además, un ataque de asma significa estrés para la madre y el niño. En este caso, es necesario valorar entre posibles efectos secundarios del medicamento y el peligro que corre el feto por la enfermedad. En los casos de asma, el daño para el desarrollo sano del niño por la posible carencia de oxígeno siempre es más grave que los efectos secundarios de todos los medicamentos contra el asma.

Lactancia

Para la lactancia vale algo parecido como para el embarazo. Los medicamentos se pueden transferir al bebé por medio de la leche materna, igual como antes por el cordón umbilical. En el caso de algunos medicamentos, este efecto es conocido (por ejemplo en la teofilina, el plasma del feto es exactamente igual al de la madre), en otros, solo se sospecha.

Durante la lactancia, al bebé no le afecta una terapia contra el asma, en cambio durante el embarazo sí (lo único sería el aumento de las hormonas de estrés en la leche materna que se produce por las repetidas asfixias).

Si la madre toma remedios contra la fiebre del heno, asma u otros medicamentos contra alergias, estos pueden producir también efectos secundarios en el bebé.

Si la madre quiere amamantar de todas maneras durante 6 meses, esto se debe tener en cuenta en su terapia. Muchas veces, las madres aguantan las molestias de su fiebre del heno para poder amamantar tranquilamente. Pero en los casos del asma, eso no es recomendable, ya que un ataque de asma puede ponerla en serio peligro. La aplicación de salbutamol durante la lactancia no es un problema; la cortisona inhalada aparece en pequeñas cantidades en la leche materna pero hasta ahora no se han comprobado daños serios en los niños. Algo parecido vale para el montelukast (¡y este ya se permite para el mismo niño a partir de los 6 meses!) y los simpaticomiméticos Beta-2.

Los antihistamínicos sí se encuentran en la leche materna, pero aquí también se tiene en cuenta que este grupo de sustancias ya se puede aplicar desde temprana edad en los niños, así que el riesgo de serios efectos secundarios es mínimo; con más razón cuando son usados por la madre en gotas para los ojos o espray nasal.

Si la madre quiere seguridad total, tiene que dejar de amamantar, aunque eso aumenta estadísticamente el riesgo de alergias para el niño.

Los mejores consejos para evitar alergias

Una vez desarrollada una alergia, el sistema inmunológico queda "confundido"; y esto prácticamente no se puede cambiar, o sea, no hay sanación. Sin embargo, no estamos condenados a llevar una vida con la nariz congestionada, los ojos rojos o una permanente picazón. La palabra clave para más calidad de vida es "carencia": el intento sistemático de evitar el alérgeno. Eso no es fácil, pero existen algunos consejos para limitar los ataques de alergia, por lo menos.

Medidas generales

Para cada alergia existen algunas reglas de comportamiento que pueden mejorar la calidad de vida de un alérgico, las cuales debería atender en beneficio de su salud.

Lo que se puede hacer
- Evitar las sustancias causantes de la alergia.
- Para la prevención y el tratamiento, tomar tabletas de calcio y espray nasal o gotas para los ojos con cromoglicina.
- Cuando la mucosa nasal está inflamada, usar gotas contra la inflamación.
- En el caso de ojos enrojecidos, ayudan unas gotas contra la conjuntivitis.

- Si se presentan fuertes molestias, se prefieren tabletas antialérgicas (antihistamínicos) o gotas. Tabletas con sustancias modernas que no producen sueño (por ejemplo terfenadine).
- Para la prevención y el tratamiento existen remedios homeopáticos (por ejemplo de luffa).

Cuándo debe acudir al médico
- Si no sabe a cuáles sustancias es alérgico.
- Si sufre de asfixia u otros síntomas sospechosos de asma.
- Si los síntomas no desaparecen después de una automedicación.

Lo que el médico puede hacer
- Aplicar un test de alergia.
- Formular tabletas antialérgicas más fuertes y antiinflamatorios, espray para la nariz o gotas para los ojos.

Posibilidades de prevención
- ¡Los alérgicos a los alimentos tienen que desistir, obviamente, de los alimentos problemáticos!
- En los casos de alergia al moho, se deben buscar eventuales fuentes de moho en la casa y eliminarlas en lo posible (ninguna planta o muy pocas).
- ¡Los alérgicos al pelo de animales no deberían tener mascotas!
- En los casos de alergia al ácaro, también ayuda una limpieza de la casa, por lo menos del dormitorio: ¡nada de tapetes o alfombras, pocos colchones y solo antialérgicos, solo limpiar el polvo con un trapo húmedo!
- Los alérgicos al polen sufren mucho durante la temporada de floración de "sus" plantas, ya que el contacto con el alérgeno prácticamente no se puede evitar. Pero existen algunas ayudas, como por ejemplo filtros de polen para el carro.
- Las personas con alergias del tipo retardado o con alergias de contacto deberían evitar el contacto con la sustancia que

causa el problema y tomar las correspondientes medidas de protección.

Diez reglas de oro...
Para alérgicos al polen

1. Manténgase lejos de campos y prados florecientes. Es difícil evitar el polen en el aire, ya que vuela con el viento hasta 400 kilómetros. Pero mientras más grande la concentración de polen, más graves son los síntomas.
2. Mejor salir al aire libre antes del mediodía que por la noche. La concentración de polen en el aire difiere según la hora del día y el entorno. En regiones campestres, la mayoría del polen vuela entre las 5 y las 8 a.m., la menor cantidad entre las 6 y las 12 p.m. En cambio, en las ciudades, la mayor concentración se encuentra en las horas de la tarde. Aunque dentro de la ciudad generalmente hay menos árboles y hierbas florecientes, la concentración de polen puede ser mayor que en el campo.
3. Salga en época de lluvia. Cuando empieza a llover, el polen cae al suelo. En la primera media hora de una lluvia, la concentración de polen es muy alta. Después, el aire está limpio y adecuado para una caminata. Las lluvias que se prolongan por varios días y las temperaturas bajas pueden evitar que las flores liberen el polen.

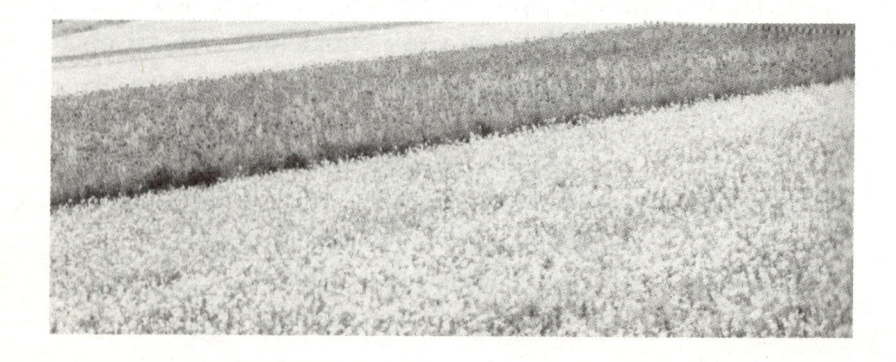

4. Duerma con las ventanas cerradas. Ventile la casa en las horas con baja concentración de polen en el aire. Desvístase fuera del dormitorio, ya que el polen se encuentran en su ropa. Lávese el pelo por la noche antes de acostarse.
5. Proteja su casa y su carro con filtros de polen. Para los carros existen filtros especiales. Estos aparatos necesitan especial cuidado y mantenimiento para que no se conviertan en "catapultas" de polen. Quienes no quieren instalar un filtro, deben manejar con las ventanas cerradas y la ventilación apagada.
6. Programe sus vacaciones en las montañas o en la costa. Según la región, las plantas florecen en tiempos diferentes. En las montañas altas (más de 2000 metros) el aire es prácticamente libre de alérgenos. En las cordilleras secundarias, el polen vuela unas cuatro semanas más tarde que en las planicies. Muy favorables son también las regiones cerca de las costas, ya que los vientos vienen en su mayoría desde el mar. Este viento es prácticamente libre de alérgenos.
7. No tenga mascotas en la casa. Las personas alérgicas al polen tienden a desarrollar, con el tiempo, sensibilidad a otros alérgenos, en su mayoría se trata de alergias al pelo de animales y a los ácaros.
8. Consuma frutas y verduras con cuidado. La mitad de los alérgicos al polen desarrollan, adicionalmente a la fiebre del heno, alergias cruzadas a determinados alimentos, botánicamente emparentados.
9. Empiece el tratamiento a tiempo. Una fiebre del heno sin tratar se puede convertir, con los años, en un asma bronquial. Con un tratamiento temprano y cuidadoso este paso de la rinitis al asma se puede retardar o hasta evitar.
10. Deje de fumar. Los bebés y niños pequeños de familias donde se fuma contraen con más frecuencia alergias que niños de no fumadores. Pero también los mismos fumadores tienden a tener más alergias que el promedio de la población, como puede comprobarse.

Para fiebre del heno y alergias cruzadas
1. Examine cuáles pólenes son responsable para la fiebre del heno.
2. Conozca los alimentos química y botánicamente emparentados.
3. Lleva un diario sobre los alimentos consumidos, para reconocer los que causan una reacción alérgica.
4. Evite todas las clases de frutas, verduras y condimentos que se identificaron como alérgenos.
5. Algunos alérgenos se destruyen por el calor. Cocíne los alimentos cuidadosamente.
6. Infórmese con su médico sobre la posibilidad de una hiposensibilización.
7. Protéjase, durante la temporada de alta concentración de polen, con un medicamento antialérgico que actúe rápido y no produzca sueño.
8. Este medicamente mejora también los síntomas de la alergia cruzada.
9. Tome los medicamentos a tiempo, eso evite un escalamiento de los síntomas. Alergias sin tratar pueden causar una inflamación crónica de la mucosa afectada.
10. Trate sistemáticamente la fiebre del heno y la alergia cruzada para que la inflamación de la mucosa nasal y bucal no se extiendan a los bronquios.

Para personas con alergias de contacto
1. Lave sus manos solo con un jabón suave, en lo posible sin perfumes.
2. Lávese las manos solamente cuando sea estrictamente necesario.
3. Evite procedimientos agresivos de limpieza con cepillos o esponjas.
4. Después de cada lavado, aplique una crema que no sea muy aguada.

5. La crema de protección se debe escoger dependiendo de las sustancias que se usan en el trabajo.
6. Hasta la desaparición de los síntomas, no debe usar anillos o pulseras, o por lo menos se deben quitar para lavarse las manos y así evitar restos de jabón en ellos.
7. Evite cualquier contacto con disolventes o detergentes, con sustancias agresivas para la piel (igual que los jugos de frutas o verduras en la cocina), tanto en el ambiente profesional y privado como también en su hobby. Para eso se necesitan con frecuencia cambios en las costumbres.
8. Si el contacto es inevitable, debe ponerse guantes, pero por el menor tiempo posible. Cuando se usan guantes de caucho o látex, debe ponerse unos guantes de algodón por debajo.
9. Lleve una estricta terapia dermatológica. En las fases agudas, la aplicación exterior de cortisona es inevitable. Una aplicación permanente se debe minimizar con terapias básicas a largo plazo.
10. Aunque le cueste, no debe rascarse, ya que esto causa daños adicionales. Es posible que deba ponerse por la noche guantes de algodón o vendar las manos para evitar rasguños inconscientes.

Para alérgicos al veneno de insectos

1. La hiposensibilización es un tratamiento primario en una alergia al veneno de insectos. En la mayoría de los casos, se realiza en una clínica.
2. Siempre debe llevar un kit de emergencia consigo (cortisona, adrenalina, antihistamínicos) y usarlo de inmediato en el caso de una picadura.
3. Evite movimientos bruscos cerca a abejas y avispas y no trate de espantarlas.
4. En lo posible, no camine cerca de flores o frutas maduras que se cayeron de los árboles. Tenga cuidado cuando recoja frutas o flores.

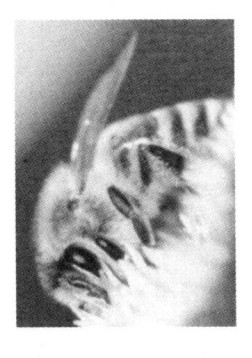

5. ¡Ojo con los trabajos en el jardín! Cubra su cuerpo tanto como sea posible (mangas largas, pantalones largos, sombrero).
6. Evite vestidos largos y ondeados, telas negras y diseños florales.
7. Evite perfumes, laca para el pelo y productos de cuidado personal perfumados.
8. No deje dulces o restos de carne al aire libre.
9. Nunca camine con los pies descalzos. Las abejas prefieren el pasto y muchas avispas viven en agujeros en el suelo.
10. Aléjese de las canecas al aire libre con basura.

Consejos para el autotratamiento de picaduras
- Quite el aguijón con la ayuda de las uñas, una tarjeta de crédito, un cuchillo o una pinza. Nunca "exprima" la piel para sacar el aguijón, de esta manera el veneno se reparte más.
- Se recomienda sacar el veneno con la ayuda de una jeringa especial. Parecen jeringas comunes y corrientes pero se usan al revés: coloque la jeringa por encima de la picadura y hale el pistón hacia arriba. De esta manera, chupa el veneno de la herida. Se puede chupar también con la boca (ojo: ¡no tragarse el líquido!).
- Lave la picadura con agua y jabón y/o enfríe con cubos de hielo, envueltos en un pañuelo.
- Deje quieta la parte del cuerpo con la picadura, para reducir la inflamación.
- Para disminuir la picazón, se recomienda una crema o un gel con un antihistamínico.

Para alérgicos a alimentos
1. Evite comidas preparadas, porque nunca se sabe cuáles sustancias se usaron en su fabricación. No siempre existe la obligación de publicar los ingredientes.
2. Algunos alimentos (por ejemplo verduras) pierden su potencia como alérgeno cocinándolos o friéndolos (o sea por calentamiento). De esta manera ya no producen efectos indeseados.

3. Cuando se secan las hierbas frescas, tiene el mismo resultado de la cocción.
4. Evite medicamentos cuyos ingredientes desconoce.
5. No realice terapias con medicamentos, por ejemplo, contra el dolor, laxantes o contra la diarrea, sin investigar previamente. ¡De esta manera se pueden empeorar las reacciones no deseadas!
6. Ya con la primera aparición de los síntomas alérgicos, se debe tomar un medicamento adecuado para aliviar las molestias. De esta manera se puede evitar una escalada de los síntomas.
7. Evite todos los alimentos que pueden causar una alergia.
8. Esté atento a las alergias cruzadas. Mucha gente con esta predisposición reacciona, por ejemplo, al mismo tiempo a manzanas, duraznos, nueces y ciertos condimentos.
9. Lleve un diario y anote exactamente cuáles alimentos está consumiendo. Así le es más fácil identificar comidas que le caen mal.
10. Si no quiere o no puede desistir de productos elaborados, examine cuidadosamente todos los ingredientes relacionados con posibles alérgenos o pregúntele al fabricante acerca de los ingredientes.

Para los alérgicos al sol

1. Refúgiese, sobre todo en las horas del mediodía, en espacios cerrados.
2. Aunque la sombra es buena, sobre todo cerca del agua existe una alta carga de rayos UV también en los lugares sombríos.
3. Aunque la ropa que cubre el cuerpo puede ayudar, sobre todo si es fabricada con materiales que repelen los rayos UV, tampoco ofrece una protección completa.
4. Use productos de protección solar con un filtro UVA alto. Consérvelos en un lugar frío.
5. Estos productos tienen una fecha de vencimiento, no use productos ya vencidos.

6. Para prevenir otras intolerancias, se deben preferir productos sin perfumes y, para los adultos, mejor a base de gel.
7. Aplique las cremas protectoras a tiempo, se necesitan por lo menos 30 minutos para que tengan efecto.
8. Al aplicar esos productos, fíjese sobre todo en partes como la nariz o las orejas; para las áreas velludas, se recomienda un espray protector.
9. Si va a nadar, siempre debe usar una protección a prueba de agua.
10. Las sustancias de los filtros solares no son del todo inocuas, o sea, estas cremas no debe usarse como una loción normal para el cuerpo.

> **Consejos importantes para los alérgicos al sol**
> Quienes sufren de una alergia al sol tienen que acostumbrarse lentamente a los rayos solares en los primeros meses de verano. Eso significa también que deben tener mucho cuidado en los viajes a climas cálidos. Las recomendaciones comunes para evitar una quemadura no son suficientes para los alérgicos al sol.
> La única medida que tiene sentido es la de disfrutar al comienzo solo muy poco del sol. Si aparece, sin embargo, una alergia, se deben escoger destinos con menos calor o en otras temporadas, aunque le cueste al comienzo.

CONTRA LA PICAZÓN
1. ¡Asegúrese de que el médico excluya una infección!
2. Las siguientes enfermedades pueden causar la picazón: alergias, eccemas, urticaria, entre otras.
3. Aplique los medicamentos adecuados según el diagnóstico (antialérgicos, cortisona).
4. Evite todas las sustancias o alimentos que pueden causar la picazón.

5. Cuide su piel muy bien con cremas grasosas o hidratantes.
6. Observe la reacción de la piel a estos cosméticos y productos.
7. En la temporada de calefacción, instale humidificadores del aire para que la piel no se seque demasiado.
8. No se rasque y evite heridas cutáneas: ¡peligro de infección!
9. Una picazón insoportable se puede calmar con medicamentos, antiinflamatorios y/o antialérgicos.
10. Aunque por poco tiempo, le ayuda también producir un estímulo contrario: pellizcándose podrá contener la picazón.

Los mejores consejos

Para alérgicos a la proteína láctea

También para la alergia a la leche existen medidas que, sobre todo en la infancia, no evitan completamente la alergia pero pueden retardar su desarrollo. Entre estas medidas cuentan:

- Alargar la lactancia: los niños con predisposición hereditaria se deben amamantar por lo menos durante seis meses.
- Si eso no es posible, se deben usar solo productos que semejan la leche materna.
- Adicione los alimentos sólidos solamente después de cuatro o seis meses y asegúrese de que contengan pocos alérgenos y que estén recomendados por un nutricionista o pediatra.
- No dé leche de vaca al bebé antes de los 13 meses.

Para alérgicos a medicamentos

- El medicamento o la clase de sustancias que se encontraron responsables o sospechosos de provocar una reacción de intolerancia o una alergia, se debe evitar estrictamente.
- Pida un certificado/carné de alergias y llévelo siempre, preferiblemente en su billetera o cerca de su identificación.
- En una emergencia (accidente) u hospitalización, siempre debe informar a los médicos sobre su alergia (si es posible).

- No use medicamentos sin prescripción, sin consultarlo antes con su médico.
- Recuérde presentar su certificado de alergias también a su odontólogo.

Para los alérgicos al ácaro
Generalidades de la lucha contra los ácaros
- Quitar los objetos que acumulan polvo
- Ventilar con regularidad
- Bajar la humedad del aire en la sala y el dormitorio a menos de 45 %
- Quitar todas las alfombras y tapizados de la casa
- Cambiar tapetes por pisos de madera o baldosa
- Usar textiles o sábanas que se puedan lavar a más de 60°C.
- Dejar pequeños objetos o peluches durante la noche en el congelador
- Usar colchones o edredones antiácaros
- Tener siempre disponible un medicamento antialérgico y aplicarlo a tiempo

Es prácticamente imposible eliminar completamente los ácaros de la casa. Pero su cantidad se puede reducir sustancialmente por medio de las siguientes medidas:

- **Dormitorio y cama**: los dormitorios se deben ventilar muy bien para bajar la temperatura y la humedad del aire. Eso empeora las condiciones de sobrevivencia de los ácaros. No deje las cobijas o las almohadas sobre la cama. Las caspas se deben quitar con regularidad con la aspiradora, donde se debe instalar un filtro a prueba de ácaros. Se recomienda cubrir los colchones después de aspirarlos, con una cubierta hermética contra los ácaros (*encasing*). De esta manera se puede evitar que las caspas penetren al colchón y que los alérgenos de los ácaros se liberen. Lo mismo vale para los colchones antialérgicos, ya que estos también son afectados por los ácaros y así no ofrecen ninguna protección. También las almohadas y cobijas se deben cubrir con este *encasing*, si tienen por ejemplo un relleno de poliéster y no se pueden lavar a 60°C. Las almohadas y cobijas se deben lavar entre cada cuatro y ocho semanas y secarse en la secadora. Eso, por un lado, mata los ácaros (temperatura de, por lo menos, 60°C) y, por el otro lado, elimina mecánicamente el alérgeno. Sobre los *encasing*, poner preferiblemente sábanas normales de algodón. Telas como el rizo no son adecuadas, ya que los ácaros pueden anidar más fácilmente.

- **Peluches**: niños con una alergia al ácaro deben desistir de su osito de peluche en la cama. Los pequeños muñecos deben estar mejor sobre un estante y se deben lavar con frecuencia. Si no son lavables a temperaturas altas, se recomienda meterlos por la noche en el congelador y aspirarlos después. Eso mata y quita efectivamente a los ácaros.
- **Pisos**: se recomiendan pisos lisos y lavables, ya que se pueden limpiar mejor con un trapo húmedo que los tapetes. En el caso de no querer desistir de un tapizado, tiene que aspirarlo regularmente y tratarlo con una espuma especial que mata los ácaros. Las calefacciones bajo el piso no se recomiendan, ya que levantan los alérgenos al aire.
- **Muebles tapizados**: como los muebles tapizados presentan una gran concentración de ácaros, se deben preferir los muebles de cuero. Pero estos se deben también aspirar y limpiar frecuentemente con un trapo húmedo. Si no puede cambiar los muebles tapizados, se pueden tratar igualmente con una espuma para tapetes o un polvo húmedo.
- **Ropa**: la ropa contiene obviamente mucha caspa, que representa la alimentación principal de los ácaros. Por eso se recomienda no quitarse la ropa en el dormitorio. La ropa se debe guardar en la antecámara.
- **Filtros de aire**: en el mercado existen filtros para aire circulante, que llevan el aire filtrado desde afuera a las habitaciones. Generalmente, los filtros de aire no son muy eficientes, ya

que los alérgenos de los ácaros solo suben cuando hay movimientos en el aire, si no, caen rápidamente al piso gracias a su peso.

Para alérgicos al moho

- La casa o el apartamento se deben ventilar muy bien y la humedad relativa del aire debe mantenerse preferiblemente entre 40 y 50%
- Ventile regularmente
- Fíjese en manchas de humedad detrás de los closets, baldosas y revestimientos de madera
- No deje tirada la basura en la cocina
- Guarde las frutas y verduras en un lugar frío
- En lo posible, consuma alimentos frescos y evite largos tiempos de almacenamiento
- No tenga plantas en los dormitorios
- Haga regularmente limpieza y mantenimiento a su aire acondicionado
- Tenga cuidado con los humidificadores del aire en los radiadores de calefacción

Para alérgicos al pelo de animales

- Evite por principio cualquier contacto con animales. De su mascota solo se tiene que separar si el médico lo aconseja después de una repetida aparición de síntomas y una comprobada alergia.
- En lo posible, mantenga su casa libre de alérgenos. En eso le ayuda mucho limpiar todas las esquinas con moho, aspirar regularmente y a fondo con una aspiradora con filtros especiales y cambiar los alfombras por pisos de madera.
- Antes de entrar a su casa, quítese los zapatos y déjelos frente a la puerta o límpielos de una vez.
- Antes de visitar a sus amigos, averigüe primero si tienen mascotas en la casa.

- Consulte con su médico acerca de las condiciones que pueden desencadenar o empeorar la enfermedad, los llamados "factores trigger".
- Si sufre alergia a las plumas, siga las misma indicaciones de la alergia al pelo de animales. Además, se recomienda la adquisición de sábanas "hipoalérgicas", o sea almohadas y cobijas sintéticas. Para los casos de alergias al pelo de animales o plumas, el *encasing* da buenos resultados, esto es, cubrir el colchón y las cobijas con materiales especiales.

Alergia y vacaciones

Dado que durante las vacaciones se tiene más contacto con nuevas sustancias que en el entorno habitual, aumenta el peligro de reacciones de hipersensibilidad, reacciones cruzadas o reacciones a alérgenos hasta ahora desconocidos. Sobre todo las frutas o verduras desconocidas y las mezclas de condimentos pueden causar alergias cruzadas.

¿Qué puede pasar en las vacaciones?
- Las personas con alergia al látex deben tener cuidado con el consumo de aguacate, banano o castañas. El maní y la soya pueden llevar a reacciones de hipersensibilidad en los alérgicos al polen.
- Los alérgicos al polen, que en invierno van a regiones más calientes, pueden encontrarse allá con altas concentraciones de "sus" pólenes en el aire. A ellos se recomienda informarse de las diferentes temporadas de alta concentración de pólenes, con una agenda que muestre en dónde y cuándo se debe contar con qué clase de pólenes. Lastimosamente, estas agendas, por ahora, solo se consigue para Europa.
- En cambio, parece que el ácaro se siente bien en cualquier estación y en todo el mundo. Ni siquiera ciertas alturas le

pueden hacer daño. Hasta en regiones entre 1000 y 1500 metros toca contar con él; mientras el moho prefiere sobre todo zonas con una clima cálido y húmedo.
- Los alérgicos al veneno de insectos también deben contar con avispas y abejas en regiones más frías, ya que estas sobreviven a temperaturas de menos de 10 °C y no solo vuelan en la primavera. Por eso, siempre deben llevar el kit de emergencia con sus respectivos medicamentos, también en climas fríos.
- Los alérgicos al sol deberían acostumbrar su piel solo lentamente al sol y aumentar la duración de sus baños de sol solo poco a poco. Se debe evitar, sobre todo, el agresivo sol del mediodía. Una vez aparecida la alergia, debe evitar sistemáticamente el sol; pues con cada nuevo baño de sol, los síntomas en la piel empeoran.

Si uno conoce sus alergias y la posibilidad de reaccionar súbitamente a alérgenos desconocidos, se pueden tomar las respectivas precauciones antes de iniciar el viaje: los medicamentos básicos se deben seguir tomando como de costumbre, aunque en las vacaciones se presente primero una mejoría de los síntomas. Lo importante es conocer el correcto comportamiento en caso de una emergencia. El médico puede ayudar con un botiquín de viaje que contenga también los remedios para emergencias, de manera que no se dependa, necesariamente, de ayuda médica en caso de emergencia. Si se presentan síntomas de alergia en el lugar de vacaciones, se debe acudir a un médico. Si eso no es posible —por las razones que sea— la visita médico se debe realizar lo más pronto posible.

Vacaciones de la alergia

Para los alérgicos al polen, las vacaciones son una posibilidad de huir de los pólenes. Pero eso solo es posible si uno viaja a regiones donde la temporada de florecimiento de las plantas a las cuales uno es alérgico sea diferente, o en donde estas plantas no existen. Los alérgicos al avellano y al aliso son los primeros que deberían viajar —febrero o marzo son los mejores meses. En el caso de alergias a hierbas, pino y centeno, las vacaciones se deben tomar entre mayo y agosto, para los alérgicos al olmo y el álamo, serían marzo y abril.

En algunas regiones hay poco polen, por ejemplo, en las montañas por arriba de 2000 metros y cerca del mar. En montañas como los Alpes, la concentración de pólenes puede estar por un tiempo limitado bastante alta, pero este lapso es muy corto. A partir de finales de junio uno puede viajar allá sin problemas.

Las islas del mar del Norte, en especial, se consideran muy bajas en alérgenos; Helgoland, por ejemplo, es la región ideal para alérgicos al polen ya que se encuentra muy lejos de la costa y por eso no llega el polen a esta isla. En cambio, en las islas Frisones el peligro de alergias depende de la dirección del viento. Cuando el viento llega del mar, estas islas también están casi libres de polen, pero cuando el viento llega del continente, puede entrar el polen desde allá. Se deben conocer también las diferencias regionales específicas respecto a los alérgenos, para usarlas correctamente. Así, casi no existe polen del abedul en el suroeste de Europa o en las islas Canarias, mientras en Escandinavia hay una cantidad extremamente grande. Las temporadas del polen son distintas en cada región.

¡Y, ojo con la alergia al polen del fresno! El polen de los olivos en los países del Mediterráneo contienen unos alérgenos muy similares a los del fresno.

Como regla general, mientras más al sur se viaja, más temprano vuela el polen; en el norte todo florece más tarde. Las diferencias pueden ser de hasta dos meses.

Lleve siempre suficientes medicamentos antialérgicos en sus viajes y repártalos en varias maletas, en el caso que una se pierda.

También es aconsejable andar siempre con su certificado/carné de alergias.

¡Cuidado, no conduzca a ciegas!
Los síntomas alérgicos como ojos lagrimosos y ataques de estornudo no solo afectan la calidad de vida sino también la seguridad en la vida diaria. Los ataques alérgicos son sobre todo peligrosos cuando aparecen mientras se está manejando. Quien tiene que estornudar mientras está manejando a una velocidad de 100 kilómetros por hora, avanza unos 90 metros casi ciego: un alérgico debe tener en cuenta eso antes de emprender una viaje en carro.